U0247906

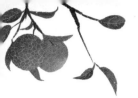
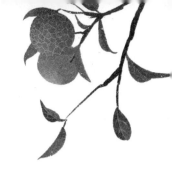

文小叔

◎ 著

气血才是女人的命

江西科学技术出版社

本书推荐的药方，
读者需在专业医师的指导下辨证用药

前 言

　　小叔之前出过《有医说医》《有方说方》系列健康科普书，面向的读者无固定范围，而这本书是小叔第一次为女性读者写的书。为什么小叔要为女性读者写一本书呢？在日常生活中，女性过于操劳，身体损耗较大。另外，女性的健康问题往往很棘手，其症状繁杂且细微，比如：一个不抽烟的大姐，其宝宝出生后仅几个月便夭折，她悲伤哭泣了好几个月，结果患了肺癌；陕西的一位全职太太，因为婚姻生活不顺，长期处于生闷气的状态，结果患上甲状腺结节、乳腺增生、子宫肌瘤；广东有一位妹子，为爱减肥，结果 25 岁就闭经了；小叔的一个朋友，她做了两次子宫肌瘤切除手术，结果后来竟然发展成了宫颈癌，最终只能拿掉子宫……每每收到类似的求助，小叔都很痛心。在这个社会上，女性是很不容易的，她们不仅要照顾家庭，还要忙于事业，在忙碌的生活中，又容易被不良的情绪、生活习惯影响，以致身体出现了各种问题。

　　事实上，女性大多数的健康问题，都是由气血不充盈、不通畅导致的。本书，小叔就以"气血"作为调养女性身体的切入点，帮女性扫除健康路上的障碍。例如，很多女性痛经时总要吃止痛药才能缓解疼痛，但药吃多了总是不好的，其实，只要人的气血充足，人体内的任何瘀滞都会被攻破，所以让气血充盈才是治疗痛经的根本之法；还有一些女性，月经好几个月都不来，也是因为气血不足、经络不通导致的，气血不足，就要养好脾胃，提高身体吸收、运化的能力，才能把气血"补"进去，而经络不通的解法同样是活血化瘀；对于爱美的女性来说，抗皱、除皱的前提，是把身体调养到气血充盈、阴阳平衡的状态，这样皮肤才会有弹性，才能面若桃花……

由此可见，调养气血，是女性一生的必修课。女性只有学会对自己好，把自己的身体调养好，才能拥有更完美的人生。

小叔希望所有女性读者都能活学活用，用中医知识照顾自己的身体，由内而外的健康、美丽。祝你们幸福！

文泉杰

于云南大理家中

2023.1.16

目 录

第二章
Chapter 02 **女人最怕的这些病，中医有办法**

第三章
Chapter 03 **聊聊子宫和月经**

第六章
Chapter 06　**这些育儿知识，请妈妈们重视**

第一章

女性
一定要知道的事儿

上苍赐予了男性香烟、美酒、肉食等诱惑之物，同样也赐予了女性另一些东西来诱惑她们，只是女性并不知道这些东西也是伤害身体的利器。

01

当代女性面临的四大健康"杀手"

很多女性朋友可能都有这样的困惑：我不抽烟、不喝酒、不熬夜、不纵欲、肉也吃得少，为什么还百病缠身？

这或许是每个女人都应该郑重思考的问题，上苍赐予了男性香烟、美酒、肉食等诱惑之物，同样也赐予了女性另一些东西来诱惑她们，只是女性并不知道这些东西也是伤害身体的利器。

当代女性面临的四大健康"杀手"，专属于这个时代，每一个"杀手"都可以让女人百病缠身。

1. 失控的情绪

四大健康"杀手"之首既不是饮食，也不是生活里的坏习惯，而是失控的七情——喜、怒、悲、思、忧、恐、惊。这看不见摸不着的"杀手"足以毁掉女人的一生，失控的七情会把人的五脏六腑伤个遍。

女性一般在饮食上和生活习惯上很有节制，一旦意识到某些食物或习惯对身体不好，她们会马上改正过来。但是有一点，她们可能一辈子也很难改掉，那就是失控的七情。

　　失控的七情对人的身体会造成无法弥补的伤害。中医认为，喜伤心、怒伤肝、悲伤肺、忧思伤脾、惊恐伤肾，喜则气缓、怒则气上、悲则气消、思则气结、恐则气下。七情一乱，整个人的气机就混乱了。

　　七情中，女人最容易犯的是怒，就是我们经常说的生气。有人说，男人也会生气。男人生气通常是怒发冲冠、拂袖而去的雷霆之怒。没有哪个男人能天天怒发冲冠，但有的女人可以从早到晚都在生气，即便是睡觉也做着生气的梦。有些女人即便嘴上说不生气，但心里的气就像波浪一样接连不断，这种闷气对身体的伤害几倍于明着生气。

　　很多女性的身体不适都与生气有关，比如偏头痛、眼干眼涩、失眠多梦、月经不调、乳腺增生、子宫肌瘤等。

　　除了生气，困扰女人的第二大情绪就是思虑。女人易思虑，多为琐事：该给孩子报哪个补习班？老人是不是要去体检了？超市促销，有什么商品打折了？下个月婆婆过生日，该做些什么菜？在家庭生活中，男人经常把一家子的琐事全丢给女人，如果再不体谅女人，那女人真的很辛苦。很多时候，女性身体累，心更累。

　　忧思过久，女人就会得一种心脾两虚的病。脾是后天之本，身体气血的来源就是脾胃，所以脾胃伤了，就会血虚，血虚就会导致月经量少。

　　女人除了生气、思虑，还易悲伤。

　　有一位大姐，怎么也想不明白，她不抽烟怎么就得了肺癌呢？原来她有一段悲伤的过去。她的宝宝出生几个月就夭折了，这对她来说是一个沉重的打击，她每天都悲伤哭泣，持续了好几个月。中医认为，人的气机郁滞时间久了，慢慢就会形成肺结节或者肿瘤。

　　一个不抽烟的女人得肺病通常有两大原因：一是过度忧伤，二是易生气。生气致肝火旺，中医认为，肝属木，肝郁化火，就会出现中医所说的木火刑金。这里的金就是肺，木就是肝，比如有的人一生气就会咳嗽，这就要考虑是不是木火刑金了。

女人易恐惧。女人不仅会害怕事业上的挫败，也会担心婚姻与感情的巨变，有些女人一辈子都会处于这样的恐惧之中："他会不会有一天不爱我了？他会不会爱上了别的女人？他会不会跟我离婚？"

恐惧是一种负能量，会消耗身体的正气，尤其会伤害肾的正气。

一个女人要想一辈子过得好，千万不要做情绪的奴隶，而是要学会与情绪和睦相处，不要反抗它，越反抗负面情绪越多。如果你把情绪当朋友，它一定会是一个好朋友，学会与其和谐相处，这样你需要的时候它会来到你的身边，你不需要的时候它会优雅转身，不会打扰你。

2. 不健康的减肥方式

女为悦己者容，有的女人甚至不惜牺牲自己的健康去减肥、瘦身，把自己的气血耗尽。

正常的减肥是可以的，但过度的减肥则是一种病。一句诗歌流传了千年：楚王好细腰，宫中多饿死。由此可知，过度减肥对人体的伤害。骨头上披一件外衣，只有皮没有肉，这样的身材好吗？好的身材应该是不胖不瘦。

时至今日，很多女人仍然在错误地减肥，她们为了保持所谓的骨感身材，不吃主食，只吃蔬菜水果。如早上一根黄瓜，中午一根黄瓜，晚上一根黄瓜，就为了让别人多看自己一眼，就为了那句"把自己瘦成一道闪电"。结果，真瘦成了闪电，但是随之而来的是厌食、闭经、卵巢早衰、不育不孕……

很多女性不明白肥胖的根源是什么。肥胖的根源就是脾胃运化不力，升清降浊功能出了问题，堆积在身体里的垃圾无法运出去。所以，减肥的根本是健脾，而现在流行的减肥方式很多都是伤脾的。

五谷为养，五谷是最养脾胃的，很多人却舍本逐末不吃主食只吃蔬菜水果。如果没有五谷的滋养，身体就没有气血的滋养，自然会瘦下来，但这是不健康的瘦，减的不是脂肪，而是在消耗气血。

吃饱了才有力气减肥，这真不是一句玩笑话。身体气血足了，才会帮助你排出多余的垃圾。

3. 不良的饮食

女性大多不抽烟、不喝酒、不吃肉，但喜欢吃水果、冷饮、甜品。寒凉的冷饮让女人的阳气大伤，水果虽然有益健康，但是过多食用可能导致湿邪积聚，让身体的湿气越来越多。所以，女性寒湿体质者较多。

甜品更是女性的致命诱惑。女性可以从甜品当中获得幸福感和满足感。所以，女性很容易坠入甜品设置的陷阱，一旦掉进去就很难爬出来。甜品也是易生痰的食物，怪病多为痰作怪。更为糟糕的是，现在的甜品多数用的是人工糖，不是自然糖，人工糖很难被身体运化。此外，很多甜品还含反式脂肪酸，对健康不利。

至于冷饮更不用说了，会彻底扼杀女性的阳气，从头伤到脚。

水果、冷饮、甜品，这些都是属于阴寒的食物。女人属阴，本来阳气就不足，若再沉醉于这些阴寒的食物，就不难想象为什么病会越来越多了。

4. 不正确的穿衣方式

很多女性不会穿衣服，为了追求所谓的性感美丽，让身体的阳气一点一滴地耗尽。

有一位女士，只因她喜欢的男士随口夸了她一句："你的脖子像白天鹅一样优雅，你的肩膀像柳叶一样纤细美丽。"从此，她就开始了露肩膀的着装生涯，无论春夏秋冬，哪怕是在寒冷的冬天和寒气逼人的空调下，她的肩膀总是露出来的。风寒湿就这样悄悄进入了她的身体，她毫无察觉。后来，她得了严重的肩周炎，即便是烈日炎炎，她的肩膀也感觉冷飕飕的，睡觉的时候必须要穿护肩的衣服。最悲哀的是，那个曾经赞美她肩膀好看的男人很快就消失了。

有的女人喜欢露肩膀，有的女人喜欢露肚脐，有的女人喜欢露腰，有的女人喜欢露膝盖，有的女人喜欢露脚踝。结果，露肩膀的得了肩周炎；露肚脐的得了宫寒；露腰的导致命门火衰，肾阳虚，手脚冰凉；露膝盖、露脚踝的得了关节炎。

人老腿先老，寒从脚底起。古人盘腿而坐的时候都知道用手的劳宫穴去护住最脆弱、最经不起风寒湿的膝盖；穿的袜子也是长长的，把脚踝遮住。现在倒好，夏天也就罢了，大冬天的，很多人上半身裹得严严实实的，羽绒服都穿上了，下半身却单薄得不忍直视。很多人还故意在裤子的膝盖处戳一个洞，还有的人露脚踝，或者穿长筒丝袜，图什么？

女性的三大疾病源头——
寒邪、瘀血、肝气不舒

女性的第一大疾病源头：寒邪

李可老中医说过一句话："现在的女人十有八九是寒湿体质，南方尤其如此。"很多女人都知道自己是寒湿体质，她们迫切地想寻找一个方子或者灵丹妙药来驱除身体的寒邪，但这只是解决疾病的去路，而高明的大夫治病一定是治疾病的来路。寒湿体质者仅仅驱寒是不够的，要明白寒邪的来源，才是解决疾病的来路，也是根本之道。

现在的女性受寒的概率较大，很多女性压根都不知道寒邪是怎样悄无声息地进入自己身体的。寒邪通常是从以下几个渠道进入女性身体的。

吃出来的寒邪。从阴阳角度来说，女人属阴，体质天生带三分寒邪。照理说，女人应该吃一些补阳气的食物，至少不要吃损害阳气的食物，可有些女人经常喜欢反着来，她们最爱吃水果、冷饮、奶茶。

一部分水果属于寒性，会损害脾阳，一些女人吃半个苹果就感到胃不舒服，却依然恪守"一天一个苹果，医生不来找你"这样的金科玉律。很多女人吃半个火龙果便不断吐痰，却依然信奉水果可以减肥、美容、通便。

文小叔并不反对吃水果、喝牛奶，但请不要神化水果与牛奶，更不要把水果当饭吃、把牛奶当水喝，因为天生阴寒体质的女性驾驭不了这么阴寒的食物，驾驭不了就会被它们所伤。

除了吃水果、喝牛奶，吃出来的寒邪还包括吃各种抗生素（目前中医学认为抗生素类似清热解毒药），还有一上火就吃清热解毒的药或者喝凉茶。

穿出来的寒邪。女性穿裸露的服装真的是一件很伤害自己身体的事情：露肩膀可能会得肩周炎；露腰可能会导致肾阳虚；露肚脐会让寒气长驱直入，肚脐可是非常重要的神阙穴所在的位置，不能受风寒，露肚脐的女性大多有宫寒，可能会卵巢早衰，甚至无法生育。

膝盖是人体较薄弱的地方，也是寒湿最喜欢躲藏的地方。现在的人穿裤子偏偏把膝盖处戳破，露出膝盖。唉，文小叔真是不明白啊，这样"自残"还不亦乐乎。

吹出来的寒邪。现在人已经没有了一年四季，只有一年三季，因为害怕夏天毒辣的太阳，很多女性的夏天是在空调房里度过的，一边穿着裸露的服装，一边吃着冰激凌或者喝着凉茶，在这样的环境下，寒邪不进入身体才怪呢！

《黄帝内经》里说，在夏天，我们要不厌于日，夏天的太阳是一味最好的强壮阳气的妙药。即便你怕晒黑，也不用天天待在空调房里，可以做好防晒，出去走走，把一年积累下来的寒气排出去。很多女人通过三伏天晒背解决了多年的寒湿问题，身体各种疼痛也都得到了缓解。

吹空调可能会让女性患各种各样的皮肤病。空调的风会风寒束表，把毛孔堵住，让身体的湿气无法宣泄出来，就这样憋在皮肤上，形成荨麻疹、湿疹等。很多女性以为自己是上火，然后就去吃寒凉的药，结果越治越坏。其实这种皮肤病只要走出空调房，多晒晒太阳，自然就会好，给邪气以出路，把毛孔打开，让疾病借助阳光彻底宣泄出去。

还有的女性因为坐月子时没有保养好，寒邪乘虚而入。产后是身体最虚弱的时候，产前宜凉，产后宜温。有些女性却完全不顾这些，不仅不坐月子，还到处折腾，狂吃水果，加上吹空调，让寒气直接从松动的骨节钻了进去，落下一身的月子病，到中老年时痛苦不堪。

女性的第二大疾病源头：瘀血

瘀血越多，人衰老得越快。女性比男性更容易产生瘀血，因为女人天生阳气不足且不喜欢运动。女性到了30岁就要学会活血化瘀了，而不仅仅是把钱花在各种化妆品上。

女性最讨厌的各种斑都是瘀血造成的，但又是什么造成了瘀血呢？这一点女性一定要明白。

受寒会导致瘀血。中医认为，血得温则行，得寒则凝。

气虚会导致瘀血。气为血之帅，气行则血行，气是血的推动者，气不足就无法推动血的运行，血的运行受阻就会有瘀滞，慢慢形成瘀血，瘀血又会妨碍新血的生成，于是在瘀血的作用下，女性很快就会进入衰老状态。

气滞会导致瘀血。气滞指气阻滞不通，气堵了，血自然也会堵，就是中医所说的气滞则血凝。

血虚会导致瘀血。人的身体就好比一条河流，水流量少了，各种泥沙、石头都无法被河水冲走，最终会形成淤堵。

热邪会导致瘀血。热到极致就会煎熬人体津液，津液缺少，血液就无法运行，好比一条河流，河水快干涸了，船就只能搁浅。

女性的第三大疾病源头：肝气不舒

女性的疾病根源主要是肝气不舒。

为什么这样说呢？女性以肝为先天，肝与情绪有着直接的关系，而情绪则是疾病之源。只要我们明白了养生的道理，完全可以避开寒邪，也可以化掉瘀血。但是，女性即便知道了情绪是疾病之源，也依然不易控制住情绪。

引起女性肝气不舒的原因有很多。有些女性一出生就肝气不舒，因为妈妈怀她的时候就肝气不舒；有些女性从小就生活在紧张压抑的家庭里，长大了自然会肝气不舒；有些女性因为学业压力太大而肝气不舒，成年后步入社会，为柴米油盐奔波劳碌，肝气不舒；更有些女性一生为情所困而肝气不舒。

肝气不舒会引起身体不适，如经常口苦、咽干、目眩。

肝气不舒的人脾胃也会不好，中医认为，肝属木，脾属土，按五行生克制化，肝木克脾土，一会儿暴饮暴食，一会儿茶饭不思，会反酸、恶心、胆汁反流，这都是上逆的症状。很多人胃病治了许久都不好，是因为没有找到根源，而根源在肝而不是胃。

肝气不舒的人睡眠也不好，入睡比较困难，睡着了也会做很多梦，梦里经常与人争吵。

肝气不舒的人常常会头痛、耳鸣，两胁胀痛，还会胸闷心悸，一会儿便秘，一会儿腹泻，在冬天则四肢冰凉。

女人患甲状腺结节、甲亢、甲状腺癌、梅核气、乳腺增生、乳腺结节、乳腺癌、胃炎、胃溃疡、胃癌、肝炎、肝癌、胆结石、胆囊炎、焦虑症、抑郁症、子宫肌瘤、卵巢囊肿、不孕不育等，都可能与肝气不舒有一定关系。

如何调理女性的肝气不舒呢？这个属于情志病，一定要调情志。文小叔发现一个肝气不舒的公式：欲望多 + 能力低 + 想不开 = 肝气不舒。

欲望太大，能力又不够，又放不下、想不开，于是肝气不舒就产生了。其实要破解这个难题也很容易，只要拿掉三个条件中的任何一个就可以了。比如，我能力低，那我欲望就少一点；我没能力，欲望还大，但我想得开。然而，说起来容易做起来难，如何面对肝气不舒是人一辈子的修行。

女性一生中最应该保养的四个时期，不重视会落下病

文小叔有一个表妹，叫高木木，她有时候会对文小叔说："下辈子我再也不想做女人了。"

估计和高木木有同样想法的女人有很多，至少有很多女性有那么一刻会这么想。

我们紧紧攥着小拳头来到这个世界，为自己加油，仿佛知道自己要在人世间经历很多困难。做人难，做个女人更难。不说别的，单从生理上来说，女人吃的苦就要比男人多得多，每个月都有月经，每个月都要担心月经不正常，月经好不容易正常了，白带又出了问题。女人怀孕、生孩子、坐月子、带孩子，哪一件不是繁重辛苦的事？还有更年期，身体一系列的症状让人应接不暇……

做女人真的很不容易，文小叔想帮助女性同胞们过得容易些，所以写下此文，愿天下女人，好好爱自己，成为一朵自由行走的花。

第一个时期：月经来的时候

月经估计是女人这一辈子最大的烦恼、心头上的痛。

月经一来，女人通常会很烦，在这个时候会特别委屈、难过，出现情志异常，要么烦躁不安，要么动不动就跟人发火吵架，要么一个人唠叨起来没完没了，要么就郁郁寡欢。很多男人不明白，不就来一个月经吗，怎么搞得像天塌下来一样，完全变了一个人！

这时，只有懂中医的男人才会明白女人：月经来的时候，女人的身体状况是血虚于下、气浮于上，气有余便是火。平常就血虚的女人或者肝气不舒的女人就会出现情志异常。此时，懂得爱自己的女人要深刻意识到这是正常的生理反应，不要着急。着急的话泡一杯玫瑰花茶，或者吃一点中成药逍遥丸，做一些让自己开心的事情，学会转移并释放自己的负面情绪。

经期情志异常不过是小问题，更多女人担忧的是月经不来、月经推迟、月经来了不走、月经期有很多血块、痛经、月经量大或量少等。

与月经有关的种种问题让女性一度以为来月经就是一件倒霉的事情。在此，文小叔说一句，来月经不是一件倒霉的事，反而是一件幸运的事，因为这是上苍赐予女人独有的一月一次的排毒机会。身体里的很多垃圾，包括各种痰浊、瘀血，甚至一个月积累下来的负面情绪都可以通过月经排出去！所以，很多女人在一次酣畅淋漓的月经结束后，会觉得整个世界都明亮了。

月经不调的原因有很多，但是女人们一定要明白这样一个道理——决定月经正常与否的因素只有两个：一是气血，一是经脉。如果人气血不足，那么月经就会量少、推迟或者闭经；如果气血充盈，但经络和血脉不通，月经想来也来不了，就好比水渠堵住了，水流不到稻田里一样。所以，女性最好备上乌鸡白凤丸和逍遥丸。乌鸡白凤丸可解决气血问题，逍遥丸能解决经脉问题。

有人问："小叔，那月经为什么会提前呢？因为气血太多了吗？经络太通畅了吗？"都不是。气血永远不嫌多，经脉也永远不嫌通畅，越通畅越好。月经提前的一个原因是血不安分，妄行了。还有一种月经提前是气虚导致的。

气为血之帅，没有了气的统率，血就等于群龙无首，不知道何去何从，所以就急不可耐地提前到来，原本想给你一个惊喜，不料却给了你一个惊吓。这就是中医说的气不摄血，因为是虚证，所以此时的月经是淡红的。这个时候可以服用中成药女金胶囊，当然你也可以用西洋参、黄芪泡茶喝。

如果你想让你的月经正常，以下事情是月经期间不能做的：熬夜，怄气，过度劳累，盲目吃药，用冷水洗头，洗完头不擦干，喝冷饮，吃辛辣刺激的食物。

第二个时期：怀孕

孕期是女人这一辈子最应该好好保养的时期，因为这关系到两条生命的安危。无论是母亲受伤，还是胎儿受伤，对女人来说都是一个沉重的打击。

最易滑胎的头三个月，宝妈们一定要格外小心，不要做剧烈运动、不要生气、不要同房、不要提重物。

在吃的方面更要注意，那些活血化瘀、理气破气的食物都不要吃。除非迫不得已，能不吃药就不吃。湿气重的水果不要吃太多，不然生下来的宝宝容易得湿疹；想吃辣也只能吃一点微辣，不然生下来的宝宝可能会有胎毒。酸儿辣女这句话，毫无道理，不要为了生女儿，一个劲地吃辣。孕妇通常爱吃酸，因为肝血不足，都供应胎儿了，酸入肝，酸味的食物可以补肝血，但也要有一个度。孕妇饮食的一个原则就是多吃性平和的食物，比如五谷。

另外，孕期不要吃太多，不要以肚子里还有一个孩子为由胡吃海塞，要知道，你吃进去的食物必须通过脾胃的消化才能化成气血，如果吃进去没有消化，胎儿同样得不到营养。你的身体会告诉你到底该吃多少。要时刻聆听身体发出的声音，不要挑食，不要吃太多补品，什么都要吃一点。

挺过了最关键的头三个月，接下来就进入孕妇容易生病的中间三个月。这个时期最常见的就是妊娠呕吐了，大多数宝妈都经历过。别急，这是因为孕妇怀胎，气血不流畅，就会产生热，加之吃得多、吃得好，热就更多了。火性上炎，这个热自然就会从上面走，所以会出现呕吐。这个时候喝点陈皮竹茹水即可，取陈皮、竹茹各6克，泡茶喝。陈皮理气又不破气，竹茹清热，二者能很好地解决妊娠呕吐问题。如果热还是很重，那就再加点黄芩，不过建议饮食清淡一点，让身体自己去调节。

孕妇感冒了怎么办？如果感冒不严重可以用食疗的方法，按照风热风寒感冒处理。如果感冒严重、发高烧，那该吃药还得吃药。感冒后期，咳嗽可以用甘草陈皮茶调理。陈皮功效较多，家中一定要买一些以备不时之需。

到了最后三个月，孕妇可能会有水肿、高血压，别慌，这也是妊娠期正常反应。水肿就喝点赤小豆鲤鱼汤，既利水又补充营养。

好了，经过你的精心呵护，十个月如弹指一挥间就过去了，宝宝要来到这个世界上了。

第三个时期：坐月子

宝宝来到这个世界后，宝妈还不能完全放松，接下来的一个重要任务就是好好坐月子，月子坐不好会得一身的病。

女人产后就等于生了一场大病，不同的是，产后心情是愉悦的，生病心情是痛苦的。生病了要怎么做？我们看"病"这个字是怎么写的，就是一个人靠在一张床上，所以病了就要好好休息，不折腾、不逞能。

产后的身体是一个气血极度亏虚的格局，当务之急就要好好温补气血。中医有"产前宜凉，产后宜温"的说法。补气血，怎么补？是不是把所有的补品买来就万事大吉了？当然不是。补气血需要慢慢来，是一个循序渐进的过程。当我们身体极度虚弱的时候，大补、猛补、峻补是不行的，因为正在恢复的脾胃根本吃不消，补进去的可能变成垃圾。这个时候最滋养的小米山药粥登场了。小米粥被称为代参汤，是坐月子时必喝的一碗粥。

等脾胃恢复之后，就可以进补一些比较滋腻的补品了，在此文小叔推荐一道药膳：黄芪当归乌鸡汤。

黄芪 30 克，当归 5 克，乌鸡一只。

此汤气血双补，能够让坐月子的女性快速恢复体力，元气满满。

另外，坐月子期间最忌讳的就是受寒，此时身体正气最弱，虚贼邪风最容易乘虚而入，所以此时切记不要贪凉。空调、风扇能不吹就不要吹，实在要吹，一定不要让风对着自己直吹。很多宝妈坐月子不注意，导致一身的风寒湿病痛。

第四个时期：更年期

女人的更年期是 45～55 岁这一段时间，其中 50 岁上下是女性更年期的高峰期，这个时候更年期症状表现尤为突出。

　　每个人都有老的时候，老是女人最不愿意面对的事情，但是我们必须接受这个现实。更年期就是提醒你，你老了，不要再折腾了，要好好颐养天年了。在更年期，我们的身体会进行重新组合，为将来安然无恙地度过老年而做好准备。更年期不好好保养，老年生活会很不顺。

　　女性更年期最明显的一个变化就是月经出现各种各样的问题，如月经先期或后错，要不就是量少，等等。一些女性到了50岁左右可能就会闭经了，不是偶尔闭经，是永远的闭经，或者叫作绝经。这意味着什么？意味着女人不能生育了，意味着女人的气血不足了，先要保五脏，只好牺牲月经。

　　在阴血不足的情况下，女性就会出现更年期的症状，最典型的就是心情不爽，见谁都烦，总想发火，经常出汗，再者就是失眠，整晚睡不着，有的还会出现血压高、血糖高的症状。有些人性格也会发生改变，比如以前内向文静的突然变得外向爱热闹了，热衷参加各种娱乐活动，广场舞常常有她的影子。面对这一系列问题，不要慌，不要认为这是病，这不过是身体的一种自我调节、自我换挡，从以前的加速换成了现在的匀速、慢速。

　　更年期的女性一定要知道，此时症状大多是阴虚不足造成的，所以要养血滋阴，有一种中成药叫坤宝丸，能帮助女性较为顺利地度过更年期。另外，那些伤阴血的食物就不要吃了，比如喜欢吃辣的人一定要收敛一下。

　　不想吃药的，也可以用下面这个食疗方调理。这个食疗方是张仲景的名方，可以泡茶喝，也可以煮水喝，它就是甘麦大枣汤。

　　浮小麦30克，甘草8克，大枣6个。

这个方子可以养血养心，对更年期出现的一系列心烦不得眠、血压忽高忽低、喜怒无常、盗汗有很好的调理作用。浮小麦是指把麦子扔进水里后能够浮上来的那部分，浮小麦是干瘪的。小麦本来就是入心的，浮小麦更有一股轻浮之力，所以能够把心经里面的虚热透发出来，这样就不会心烦睡不着了；甘草是补中益气的，还可以清热；大枣是健脾、养心脾之血的，血足了就不会阴虚血热了。

人到了五十岁，一切都要看淡了，就算有想不开的也要放下了，不要跟自己较劲，要顺其自然。每个阶段有每个阶段的任务，别跟年轻人比。现在流行一种说法，越老越要活出年轻样儿，年轻人熬夜唱歌你也去，年轻人登山蹦极你也去，年轻人跑马拉松你也去……这是不对的，你可以拥有年轻的心态，但绝不能效仿年轻人的行为。所以，更年期最好的生活状态就是随心所欲不逾矩。

愿天下女人活出最美丽的自己。

这四种减肥方式不是在减肥，
是在害命

以下不恰当的减肥方式，减掉的不是肥，是气血，是健康，是生命！

1. 做了全身抽脂的陈女士，免疫力低下，一个月感冒三次

江苏有一位陈女士，性格敏感，也比较爱美，其实她并不胖，只不过是生了孩子后腹部有些赘肉。但也许她太在乎丈夫的看法了——丈夫无意间说她肚子上都快长出"游泳圈"来了，这说者无心听者有意的一句话让陈女士决定减肥。

陈女士听信了美容中心的话，决定对全身做一次抽脂术。做完抽脂术后，陈女士确实苗条了，但随之而来的是身体出现了一系列问题。最明显的就是总感觉很累，特别怕冷（比往年要怕冷多了），还很容易感冒，一个月竟然感冒了三次。

陈女士给文小叔发来微信，问如何加强免疫力，不让自己总感冒。我具体一问，她把自己抽脂的经过和盘托出。

文小叔很无奈，回复："你怎么就容不下一点脂肪呢？你真的以为脂肪对身体毫无用处吗？脂肪能够储存我们的气血，维持体温，保护

五脏六腑。所以，没有脂肪，我们是活不下去的。"

陈女士说："这我知道，我抽掉的是多余的脂肪啊。"

文小叔回："之所以有多余的脂肪，是因为我们的脾胃运化能力变差了，五脏六腑的阴寒之气越来越重，阳气越来越弱。这个时候，外面稍微有一些风吹草动，比如刮风下雨，寒气就会乘虚而入，气焰嚣张如过无人之境，直逼五脏六腑。那么，该怎么办呢？我们的身体是智慧的，于是就出现了一层一层的脂肪，作为防御外界寒邪的屏障。你的寒气越重，你的脂肪就越多，你的屏障也越大。所以，你需要做的不是简单粗暴地直接把脂肪拿掉，而是要强壮脾胃，加强阳气，让脂肪自己慢慢消掉。抽脂术是野蛮的做法，就算你现在抽掉了，但你身体内部环境没有改变，脂肪以后还会卷土重来。欲速则不达，这个道理你还不明白吗？"

陈女士哑口无言，最后问该怎么办。

文小叔说："还能怎么办？强壮脾胃，加强阳气，服用四君子汤；加强身体的免疫力，别让自己老感冒，可以用玉屏风颗粒。"

2. 每天只吃水果蔬菜减肥的妹子，把月经减没了

广东有一位妹子前来咨询，说她 25 岁就闭经了。仔细一问，原来这位妹子为爱减肥，决心等自己减肥成功就去表白。于是，她开始疯狂节食，好几次都因为没吃饭而晕倒，即便这样，她依然不放弃，毅力真不错。可惜啊，毅力没有用在正确的道路上，结果肥没减掉，月经不来了。

文小叔说："不要着急，只要你停止减肥，你的月经自然会来的。月经不来可能是气血不足，或是经络血脉堵了。你减肥不吃主食，肯

定会导致气血不足，这时气血只能先照顾你的五脏六腑，月经自然就不会来了，这叫舍车保帅。"

妹子一听，心里悬着的一颗石头终于落地。于是文小叔让她服用十全大补丸，晚上再喝小米山药粥，绝不能节食减肥了。

为什么不能节食减肥？节食减肥会让脾胃功能受损，进而导致脾胃的升清降浊能力变弱，身体的垃圾排不出去，脂肪自然越来越多。节食可能会让你暂时性瘦下去，但瘦下去的不是脂肪，而是气血。等稍微恢复正常饮食，脂肪就会反扑回来，甚至反弹。

为什么会反弹？这是因为，虽然你不吃饭，但生命活动还在继续，身体储存的脂肪被逼无奈燃烧成能量供你所用，但你身体的寒气一点没有减少，反而增加了，于是一旦恢复正常饮食，脂肪很快就会反弹回来。节食减肥的后果不仅仅是体重反弹，严重者会导致不来月经，还会致暴食症或厌食症。

请一定要明白这样一个道理：我们需要数倍的气血才能够将身体里的垃圾排出体外。这些气血从哪里来呢？从脾胃而来，脾胃是气血生化之源。脾胃通过什么产生气血？通过我们吃的食物。什么食物？五谷！肥胖的人气血本来就虚弱，不吃饭怎么有多余的气血减肥？我们时常开玩笑说"不吃饭怎么有力气减肥"，你以为真的是笑话吗？其实是真理啊。

3. 女白领吃泻药减肥，留下"天天便溏"的后遗症

有位福建的白领女性，她不节食也不抽脂，她减肥的方式就是每天吃泻药，吃多少出多少。她以为找到了完美的减肥方法，结果不但没有减掉肥肉，三个月后体重还增加了，更要命的是胃口减没了，吃

不下饭。她以前没减肥的时候，大便还是成形的，现在天天便溏，一天腹泻好几次。不得已，这位女性只好求助文小叔。

这位朋友哪里出了问题？脾胃出了问题。是什么损害了她的脾胃？是她每天吃的泻药。泻药大多是苦寒之品，苦寒伤阳，苦寒败胃，苦寒之品只能用来治病救急，不能长期服用。而她一用就是三个月，脾胃的阳气都被耗光了。

前文说过，只要身体阳气不足，脾胃不好，身体就会发胖，所以她不但没有减肥反而增肥了。当务之急要恢复脾胃功能，温暖脾胃。于是文小叔建议她服用附子理中丸，利用身体的阳气把寒气去掉；叮嘱她正常饮食，不要吃肥甘厚味之品，晚上喝小米山药粥；泻药，绝对不能再吃了。

一周后，她的大便就改善了，胃口也好起来了，精神也不错。半个月后，她惊喜地说："以前吃泻药都没减掉脂肪，现在不吃泻药，正常饮食，半个月竟然就减掉了三斤，这附子理中丸还有减肥的作用吗？"

文小叔说："附子理中丸不是减肥药，但可以改善你身体的内部环境，加强阳气，启动脾胃功能，真正让你减肥的不是附子理中丸，而是你的身体。"

4. 运动减肥，不一定靠谱

这时，有人就要问，既然节食、抽脂、吃减肥药都不好，那运动减肥总可以了吧？运动减肥应该是最靠谱、最科学的减肥方法了吧？

"管住嘴，迈开腿"，这句话在减肥界很流行。但真不是文小叔鸡蛋里挑骨头，运动减肥当然可以，不过一定要运动得当，不然运动也可以毁掉一个人的健康。

在身体气血承受范围之内快步走、练瑜伽、打太极拳等是可取的，但如果你本身气血就很虚弱，还做剧烈的运动，会适得其反，因为你消耗脂肪的同时也在消耗身体里珍贵的气血。

文小叔不建议去健身房在跑步机上挥汗如雨。千万别以为挥汗如雨是排毒。中医讲血汗同源，汗为心之液，出汗过多就是伤血、伤心。所以，中医不提倡大汗淋漓的运动。

文小叔也反对大冬天里五更天就爬起来长跑，或者三九天去河里游泳，以为是锻炼意志，其实是不拿自己的身体当回事。大自然有自己的规律，是用来顺应的，不是用来对抗的。冬天是闭藏的季节，树都知道落叶，蛇也知道冬眠，人也应该养藏。冬天不藏好，春天哪有气血生发出来？

什么才是最靠谱的减肥方式

脂肪是什么？为什么一提起脂肪很多人脸色都变了，一副深恶痛绝的样子，似乎要把脂肪打入十八层地狱才肯罢休？文小叔就纳闷了，脂肪真有那么不堪吗？

我们的身体是有智慧的，不会无缘无故地多出来一些脂肪，既然多出来了肯定有它的道理。这其实是身体的一种自救、一种自我保护。脂肪保护我们什么呢？保护我们的阳气，保护我们的五脏六腑。不要以为胖的人不怕冷，他们只是表面上不怕冷，他的五脏六腑冷得很，如果不是这一层又一层的脂肪，他的五脏六腑早已冷得直打哆嗦了。

那么，好好的一个人，怎么就胖起来了呢？

吃得太多。吃什么？吃肥甘厚味。男人发胖，多因吃红烧肉、回锅肉，外加一盘新疆大盘鸡，嘴里还啃着一只猪蹄。文小叔这样说的意思是，男人长胖多数是无肉不欢的结果，尤其是晚上胡吃海塞，再加冰镇啤酒助纣为虐，脂肪不找你找谁呢？女人呢，爱吃肉的不多，可她们爱吃甜食、垃圾食品，冰激凌、奶油蛋糕、巧克力、饼干、薯片、辣条等，来者不拒。这些垃圾食品里有一种叫反式脂肪酸的魔鬼，就算花很多很多的气血也未必能把这个魔鬼赶出体外。女子属阴，身体里的阴寒之气本来就很重，再吃进这些阴寒的食物，更易发胖。

动得太少。中医讲，一阴一阳谓之道；一动一静、一张一弛谓之生；静则生阴，动则生阳；日出而作，日落而息。可我们现在的人呢，该养阴、睡觉的时候却在纸醉金迷的酒吧里狂欢，在火锅店里觥筹交错，第二天太阳都晒屁股了，却赖在床上呼呼大睡。如此阴阳颠倒的生活方式，还习以为常，认为人活着就是图个痛快。呜呼哀哉！你现在痛快了，等你病榻之上无人问津的时候，就该叫苦连天了。

脾主四肢，四肢为用，只有动起来，脾才会运化。为什么叫健脾而不叫补脾，这个"健"就是运行有力的意思。只有脾健运了，身体里的垃圾才会被运化出去。那些肥胖的人，吃完就躺在沙发上，最后成为"沙发里的土豆"。越胖越不想动，越不想动越胖，这就是恶性循环。

所以，最好的减肥方法是：改变不良的生活习惯，通过适当的养生方法，如服用汤药或食疗等，让脾胃健运起来，让五脏六腑的寒气慢慢散掉，达到阴阳平衡的程度，那么身上多余的脂肪自然会消掉。

鉴于以上理念，文小叔推荐一个方子：升清降浊减肥八味饮。

黄芪9克，甘草9克，干姜9克，荷叶6克，陈皮6克，决明子9克，山楂9克。

　　这个方子里都是再普通不过的药食两用的食材，直接泡茶喝就行，量也不用特别讲究，多一点少一点都没有关系。除了早起第一杯温开水，其余时间就可以用这个方子代茶饮。服用比较方便，易坚持下来。

　　我们来说一下这个方子。荷叶健脾祛湿，把身体里的废水通过小便的形式排出去；陈皮化掉身上的痰浊，肥胖之人大多有痰湿，打呼噜就是证明；决明子润肠通便，直接把胃肠的垃圾以大便的形式排出去；山楂善于消肉食，肥胖之人哪个不是吃多了肥甘厚味才导致的呢，它还可以活血化瘀，把血管里的垃圾清理掉。但都是降浊下利的药材也不行，降得太过，气虚的人受不了，何况肥胖之人或多或少都有些气虚，就算正常的人经常这样喝也会伤脾胃。所以，在降浊的同时要升一升清阳。

　　用什么升清阳？一个是黄芪，一个是荷叶。

　　黄芪直接补气，把气提上来，还能健脾，张仲景的黄芪建中汤里，黄芪就是主药。黄芪生发清阳好理解，荷叶不是利水的吗？怎么还可以升发清阳呢？荷叶妙就妙在这里，其不仅祛湿利水，还能生发清阳，不伤脾胃。也就是说，单就荷叶这一个药材就具备了升清降浊的双重功能。

　　浊阴降了，清阳也升了，再来把脾胃巩固一下，这个时候干姜、甘草就派上用场了。干姜温中，这样胃寒的人也不怕喝这款减肥茶了。甘草补中益气，是健脾的第一药，这其实就是张仲景的甘草干姜汤。

　　经过这样的搭配，大多数人都可以喝这款升清降浊减肥八味饮了。这个食疗方有寒有热、有补有泄、有升有降，让身体的整个气机都能运转起来。

　　不过文小叔要特别强调的是，这个方子有效的前提是杜绝任何垃圾食品，三餐一定要有规律。肥胖比较严重的人可以用小米山药粥来代替晚餐。小米山药粥既可以减肥又可以增肥，双向调节。

　　不过需要提醒的是，这个方子也不是万能药，不一定人人都有效。读者可以大胆地试试，一个月没有效果就放弃，另外，哺乳期最好不要减肥。

比中毒更可怕的是用这五种方式排毒

现在，越来越多的人毁在了这两个字上——排毒。他们不知道毒为何物，也不知道如何排毒，更不知道排出的毒到底是什么，只是为排毒而排毒。他们认为排毒就是养颜，就是健康，就是长寿。在排毒的道路上，他们孜孜以求，结果悲剧发生了，身上的毒越排越多，身体越来越差。

1. 她所谓的排毒就是每天去汗蒸

不知从什么时候起，汗蒸馆如雨后春笋般涌现。很多人觉得，出汗是最好的排毒方式，汗就是垃圾、毒素。那么，汗果真如此不堪、一文不值吗？

河南一位年轻的宝妈，坐月子刚结束就听信了朋友的建议，迫不及待去汗蒸，说是可以排出怀孕时积累的毒素。这位宝妈每天去汗蒸，汗如雨下，开始的时候觉得挺舒服，待在暖和的汗蒸房不想出来。突然有一天，她发现自己的心脏越来越不好，总觉得心里慌慌的，有一种莫名其妙的恐惧，不敢走夜路，不敢熄灯睡觉，胡思乱想，彻夜难眠，稍微听到一点响动，就吓得心要跳出来似的。她以为得了冠心病，去医院检查却什么毛病都没有，可就是不舒服。她找到文小叔，文小叔告诉她，这病就是每天去汗蒸引起的，不要再去汗蒸了！

她不明白："出汗不是排毒吗？我看好多人都去汗蒸，他们怎么没事呢？"

文小叔解释："适当地出汗、该出汗的时候，出汗是排毒，没事天天去汗蒸不是排毒，是折腾，冰冻三尺非一日之寒，总有一天会出事的。中医认为汗为心液，血汗同源，出汗出多了就是伤血。伤什么血？伤的是心血。心血伤了，心阳也会跟着伤。心血不足，血不养心，心火就老飘着，所以出现心慌心悸。"她问现在怎么办。于是文小叔给她推荐了生脉饮加减。

人参、麦冬、五味子、酸枣仁、柏子仁。

很简单的一个方子，也是药王孙思邈的方子，特别适合出汗太多导致的心慌、心悸、心神不宁。人参强壮心阳；麦冬滋心肺之阴，同时可以防止人参过于温燥；五味子补心血，同时有收敛的功能，将过度耗散的心神收回来；酸枣仁、柏子仁直接养心血。这个方子扶正的力度很大，如果要祛邪，可以与朱砂安神丸一起服用。不过朱砂安神丸只能用来救急，不能常服。

她吃了一段时间生脉饮后，感觉症状减轻了很多，表示再也不去汗蒸了。

2. 她所谓的排毒就是每天吃泻药通便清肠

陕西有一位妹子，其实并不胖，但总觉得自己身上的毒素太多，尤其是肠道，一天不排便就很着急，恨不能把肠道中所有的宿便全部清理掉。于是，各种减肥茶、肠润茶从不间断，什么番泻叶、桃花茶，甚至大黄也用上了。后来，她整个人气虚得不行，气提不上来，说话声音越来越小；气老往下走，导致胃下垂，吃不了多少就腹胀，尤其下午开始加重；还有子宫下垂、脱肛，真是苦不堪言。中医认为是大气下陷。

文小叔说："你整天这么拉，不虚脱才怪。这些所谓的清肠药都是泻药，很伤脾胃和正气。这些药让你的气总是往下走，一天两天也就罢了，久而久之，气全被泄掉了，就会形成大气下陷。"

文小叔给她推荐了四君子汤。

人参、白术、茯苓、甘草。

这是健脾补气第一药，当务之急要把气提起来、升起来。吃药的同时，文小叔让她每天用怀山药干煮水喝，一次 50 克，只喝水，不吃山药。怀山药是补虚高手，能恢复脾胃功能，脾胃好了，气血就会充足。

服用一段时间后，她整个人精神状态好多了，胃口也好了，竟然连羞于启齿的脱肛也好了。

文小叔说："好端端的，不要吃泻药或清肠，我们肠道的宿便是不能完全排空的，完全排空的话，消化功能就失常了。"

3. 她所谓的排毒就是猛灌水，一天八杯还不够

云南有一位大姐，因为水肿咨询文小叔。文小叔问："你是不是面部浮肿，眼袋很大，腰以下肿得更厉害呢？"她说是。文小叔又问："按

一下小腿，看凹陷能不能马上恢复？"她说要好久才能恢复。

文小叔心里有了底，说："你这是脾肾阳虚导致的水肿。脾胃的运化能力和肾的气化功能弱，导致身体的水湿代谢不出去，所以才会肿。"文小叔建议她少吃寒凉之物，少喝水，不要一天八杯水。她很惊讶地说："都说要多喝水，一天至少八杯，这样才有利于排毒。你怎么还建议我少喝水，我一天可不止八杯水，保温杯是不离手的。"

听她这么一说，文小叔更加明白了，说："你这病就是喝水喝出来的。你是听专家的，还是听你身体的。身体已经告诉你了，不能喝那么多水，你还死命喝，病不找你找谁。你以为水就不需要运化了吗？你以为水喝进去就会把毒排出来吗？你这种喝水的方式不是排毒，而是中毒。"

她发了一个难过的表情，说："其实我有时候一点也不想喝，有时候喝完都可以听到胃里水晃荡的声音，有时候都想吐，但是一想到喝水是最佳的排毒方式就硬着头皮喝了。那现在怎么办呢？有什么中成药可以吃吗？"

于是文小叔推荐她服用中成药附子理中丸，没想到她仅仅吃了一天，就惊喜地告诉文小叔："这个药太好使了，我今天早上起床照镜子，发现脸上的浮肿都消失了。"

文小叔说："这是治标，治本还得靠你戒掉不好的习惯，不要一天喝八杯水了。"

4. 她所谓的排毒就是断食，不吃主食

断食是西方的说法，中国的说法叫辟谷。

偶尔断食一次倒也无妨，中国自古就有"倒仓"疗法，但是经常

断食甚至持续断食就不可取了。

文小叔有一位朋友，从网上看到断食可以排毒，能让身体来一次大扫除，于是心动了，开始断食。一日三餐不吃主食，只吃蔬菜水果。遇到休息日，蔬菜水果都不吃，只喝水。她还挺有毅力，每天在朋友圈晒断食心得体会，坚持了一个月。一个月后，月经不来了，可往常都很准时的，这下她有些慌了，赶紧问文小叔怎么回事。

文小叔说："月经不来主要有两个原因：经络不通，气滞了，气血过不来；经络是通的，但气血不足，自然就没有月经。我看你每天断食断得挺高兴，也没有什么不开心的事，经络应该是通的。那只有一个原因了，就是气血严重不足。为什么气血不足？这个不用我说了吧。"

她一惊一乍道："难道是断食导致的？"

文小叔说："不是难道，是一定。"

她松了一口气："那还好，以为得了什么大病呢。那现在怎么办？"

文小叔说："别断食了，小米粥喝起来，四物汤喝起来。把气血养足了，月经自然就来了。"

5. 她所谓的排毒就是每天喝生榨果蔬汁

文小叔有一位朋友，听说喝生榨果蔬汁可以排毒养颜，她想也不想就行动起来。于是，文小叔每次去她家做客，她的问候语就是：要来一杯生榨苦瓜汁吗？要来一杯冰镇西瓜汁吗？要来一杯生榨菠菜汁吗？

在她眼里，没有什么蔬菜、水果是不能生榨的，每天都不重样。每次她问文小叔要不要时，文小叔把头摇得像拨浪鼓似的："不要，不要，我的脾胃受不了这些。"她还调侃："一个大男人，脾胃怎么这么娇气。"

后来，结果可想而知。她脸上的痘痘并没有因为每天喝生榨果蔬汁排毒排出去，反而越来越多，而且是那种颜色比较暗沉的，即使痘痘消失了，痘印也很难消失。再见到她时，她喝了一杯苦瓜汁，突然胃痛发作，非常剧烈。

文小叔什么话也没说，去厨房拿了一块姜，让她含着，然后再吃下。吃下去后，胃痛很快就得到缓解了。

她很惊讶："你是怎么做到的？竟然比止痛药还有效果！"

文小叔说："看你以后还敢不敢喝生榨果蔬汁，你的胃寒已经很严重了。"

她表示不服："人家外国人天天喝也没事啊。"

文小叔说："你是外国人吗？一方水土养一方人，外国人的体质跟我们不同，别忘了，你是中国人，你是中国人的脾胃，中国人的脾胃就应该吃熟食。"

她听完后，无奈道："好吧，看在你把我的胃痛治好的面子上，我以后不喝生榨果蔬汁了。"

亲爱的女性朋友们，以上错误的排毒方式千万不要再继续了。

戒糖一年，
你的身体会发生怎样惊人的变化

很多女人爱糖，为糖痴狂，无法想象没有糖的日子。当女人成为糖的奴隶之后，糖开始慢慢蚕食女人的健康，如云的秀发、如花的面庞、婀娜多姿的腰身都被糖践踏在脚下……

就像下面这位女士，回忆起糖的往事，满眼是泪。

她给文小叔留言说：她从小特别爱吃甜食，各种冰激凌、奶茶、奶油蛋糕、水果沙拉、糖果……来者不拒，尤其爱吃奶油蛋糕。每次路过蛋糕店，她的双腿都迈不动，明明不饿，明明家里还有，她却依然鬼使神差地走进蛋糕店，买回一大堆甜品……

她说，她像被糖魔附体了，每天下班想着家里有一大堆甜品，就特别开心，坐在沙发上边看肥皂剧边吃巧克力的感觉太幸福……一天不吃糖，心里总觉得缺了什么。最后，她向文小叔求助："我现在很胖，湿气很重，能给我一个方子吗？"

文小叔说："你如此爱吃甜品，我可能帮不了你。你其实什么药都不用吃，只要戒掉甜品。"

她依然不死心："非得戒掉甜品吗？"

文小叔不给她任何商量的余地，回："是的。"

沉默了很久，她才做出艰难的决定："好吧，我戒一段时间试试。"

糖伤脾

糖在五味中属甘，甘入脾，甘本来是健脾的，但吃多了就伤脾。

在缺衣少粮的饥荒年代，糖真的很受用，脾不好的人每天吃点糖就能改善不适，因为那时候只有极少数的人才吃得起糖。文小叔记得小时候，爷爷有一阵子脾不好，睡觉流口水，什么药也没吃，就是每天晚上吃一勺白砂糖，后来就好了。以前小孩子流口水这个方法也适用，吃点麦芽糖就行。

可是，让现在的人每天晚上吃一勺白砂糖治疗睡觉流口水，一点也不好使了，为何呢？因为现在大多数人不是营养不良，而是营养过剩，身体里的糖分太多了。糖作为添加剂，很多食品里都有它的影子。糖一多，就会化成湿气，湿气反过来又会伤脾。脾不好，吃进去的糖运化不掉又会化成湿气。如此循环反复，脾胃最终被毁。

现在的女人头油多也与吃甜食有一定的关系，头油就是湿浊上泛的表现。

中医常说少吃肥甘厚味，糖就是肥甘厚味。

糖伤肾

糖怎么会伤肾呢？这要从中医五行上解释了。糖是甘味食物，甘味对应的五行是土，而肾对应的五行是水，水来土掩，土克水。所以，要治水祛湿必须要健脾土，但土太多了，就会克制肾水，导致肾的功能受到损害。

伤肾最直接的表现就是伤骨，因为肾主骨。小孩子稍微吃多了糖会有蛀牙，就是这个道理——土克水。小孩子还好，有换牙的机会，成年人牙坏了只能彻底坏了，拔牙、做烤瓷牙……那种痛苦只有自己知道。

有的人先天肾不好，不怎么吃糖，牙齿也不行，所以要格外注意。

经常吃糖的女人会有骨质疏松的问题，有些人会脚后跟疼，都是土克水的表现。很多女性以为自己缺钙，其实只要戒掉甜食就能挽回流失的钙。

女人为什么爱吃糖

明明糖虐女人千百遍，女人还要待糖如初恋，为什么呢？原因有三：

第一，糖太好吃了。是的，糖确实好吃，糖是五味中最好吃的。

第二，糖能够给人带来幸福感与满足感。很多人在不开心的时候吃一块巧克力，悲伤的情绪立马得到缓解。就像上文的那位女士，下班回家的路上一想到家里有那么多甜品等着她，她就很开心。

第三，糖会让你上瘾。如果一个自制力不强的女人把一堆巧克力放在看得见的地方，结果可能就是不停地吃，直到消灭殆尽。因为糖会不断给大脑发出强烈的信号：糖太好吃了，我还要吃！

警惕，人工糖的危害更大

糖尿病的出现，让越来越多的人开始意识到糖的危害，以为吃糖就会导致糖尿病。这是一个误区，吃糖不会导致糖尿病，但吃多了糖会伤脾伤肾，脾肾出了问题，运化就会出问题，所以才会得糖尿病。

可能有人会说："好吧，那我不吃糖了，但生活总得有滋有味啊，我吃甜味剂总可以吧！"这又陷入了另外一种误区，人工糖比天然糖更伤害身体。

新加坡有一位大姐，她很热情，对人工糖的危害了如指掌，为文小叔提供了很多资料。她说，脾肾连天然糖都运化不了，何况是化学合成的人工糖呢？人工糖最出名的就是糖精，还有我们经常咀嚼的口香糖里的木糖醇，以及被广泛加入各种零食中的阿斯巴甜。避免摄入人工糖最好的方法就是少吃零食，尤其是各种甜品。

戒糖一年后，你的身体到底会发生怎样的变化？用一个字来形容比较贴切，那就是爽。以下是戒糖一年后，你的身体可能会发生的变化：

你的大便干爽了，不像以前那么粘马桶了；

你的头脑也清爽了，以前总是头蒙蒙的，像一团糨糊；

你的口腔也清爽了，以前总是黏黏糊糊的，老想吐痰；

你的胃也清爽了，多年的反酸打嗝会自动消失；

你的皮肤会好很多，以前摸上去总是毛毛刺刺的，现在滑溜了很多，脸上也不出油了；

更让你开心的是，你终于减肥成功了，以前吃了那么多减肥药都不管用，现在仅仅戒掉甜品就收到如此效果真是太出乎意料了……

滋养你的是糖，毁掉你的更是糖。女人，请控制好你吃糖的量。

总吃止痛药不可取，
止痛更治痛的方法有这些

　　风和日丽的一天，文小叔与表妹高木木相约去洱海公园，洱海公园是观看洱海的最佳地点。洱海公园建在一座小山上，登台阶上山的过程中，高木木一不小心扭到了脚脖子，忍不住哎哟一声叫，于是我们就在附近的一个亭子里小憩。

　　高木木坐定，揉了揉脚，像个孩子一般说道："哥，你说人为什么会痛呢？"

　　文小叔笑道："是呀，人要是没有痛就不存在病了。病痛、病痛，病与痛一定是联系在一起的。要是没有痛，也就无所谓治不治病了，反正不影响生活，正是因为有了难以忍受的痛，人们才会千方百计寻医问药把病治好，同时告诫人们，一定要好好养生，别糟蹋自己，别等大病来了才后悔。"

　　高木木点点头，又问："那疼痛的时候吃止痛药好不好？我有一个朋友，痛经的时候就吃止痛药，我劝了好多次让她去看中医，她就是不听。现在也懒得劝了，人各有命。"

　　文小叔深有感触道："不只你朋友喜欢吃止痛药，如今好多人一味求快，疼痛发作的时候根本没有耐心去了解疼痛的真正原因，简单粗暴服用止痛药了事。这是愚蠢的做法，后果也很严重。"

高木木似乎想到了什么，问："芬必得是不是止痛药？"

小叔点点头："芬必得就是布洛芬，一种常用的止痛药。布洛芬对脾胃、大小肠有一定损害作用，经常服用会得胃溃疡、溃疡性结肠炎。而且，大多数止痛药对肝肾都有一定损害。很多人一感冒就服用泰诺，这个药也有止痛成分，同样会对肝肾造成损害。"

高木木叹一口气："你说为什么会有这些副作用呢？"

文小叔道："还有一种止痛药危害更大，止痛效果更全面，几乎所有的疼痛都可以用它来缓解，为什么？因为这种止痛药直接影响中枢神经，让你暂时感觉疼痛消失了。这种止痛药让人上瘾，下次疼痛发作的时候，还会用它来止痛，没有疼痛的时候也忍不住服用，最后会因为过量服用导致心脏衰竭而死亡。这种止痛药对心脏的摧毁力度是非常大的。"

高木木脸上掠过一丝惊恐的表情，说："止痛药太可怕了，竟然还有这么多人服用，头痛来一片，腰痛来一片，腿疼来一片，痛经来一片。想不通，真的想不通。"

小叔笑道："你想不通的事情还多着呢。总之，你不要随便吃止痛药就可以了。吃止痛药止痛是掩耳盗铃，是饮鸩止渴。疼痛是身体发出的信号，告诉你该好好调理了，如果你不听，直接用止痛药掐灭这个信号，看似没有疼痛了，但病治好了吗？没有。小病不好好调理，难道真要等到大病来临的那一天才追悔莫及吗？那时候的疼痛是你吃再多止痛药都无济于事的。"

高木木接过话茬："所以，一定要先找到疼痛的原因，然后把这个病因除掉，这才是治痛的根本之法，对不对？"

文小叔赞曰："孺子可教也。我们中医治疗疼痛就是标本兼治，从根上断绝疼痛的来源。"

高木木迫不及待地问："哥，中医治疗疼痛有什么方法，给我说说呗。"

文小叔喝了一口水，说道："关于痛，中医有一句非常经典的话，叫作不通则痛，就是说所有的痛就是不通，但是不通的背后病因就复杂了，到底是什么原因导致了不通，这一点我们必须弄清楚。"

高木木歪着头，皱了皱眉，问："那到底有哪些原因呢？"

文小叔理了理思绪，慢慢道来："最常见的一个原因就是受寒导致的不通。比如吃雪糕会胃痛，还有很多人月经前喝冷饮会痛经，这都是受寒导致的。为什么受寒了会导致不通呢？你看看大自然就知道了，冬天河流会结冰，寒是一种凝聚的力量，寒主收引，中医认为，血遇寒则凝，所以会导致不通。治疗这种疼痛，以驱寒为主，寒气散掉，经络血脉就畅通了，也就不痛了，常用的药有干姜、花椒、桂枝等。"

高木木若有所思，问："哥，我有的时候生闷气会两胁胀痛或者肚子痛，这是为什么？"

文小叔说道："这个就是气滞导致的不通了。你想想看，人活一口气，身体的气机一定要顺，如果一团邪气堵在那里不流动，就是不通了。气滞导致不通，不通则痛，这个时候治疗就需要疏肝理气的药，比如木香、香附、郁金、玫瑰花等。如果是生闷气导致的各种疼痛，木香顺气丸很对症。"

高木木继续问："有的人得了肿瘤或者癌症会痛不欲生，这种疼痛又是什么原因造成的呢？"

文小叔道："这种痛是瘀血造成的。瘀血也会导致不通，当我们的血脉有了很多垃圾的时候，比如脂肪、血糖等这些黏稠污浊的东西，中医叫作浊邪，就会慢慢堵塞血管，引发不通而痛。很多心脑血管病人的疼痛就是瘀血造成的，此外，瘀血疼痛的一个特点就是喜欢晚上发作，痛点不移，就在那一个地方，不能按，越按越痛。外伤疼痛也是一种瘀血疼痛，刚受伤的时候是绝对不能碰的。这种瘀血导致的疼痛就要用活血化瘀的方法了，最好的一味药莫过于三七了。三七是活血化瘀圣药，也是伤科圣药。三七的好处是止血不留瘀血，活血又不伤血。"

高木木举一反三道："刚才哥说受寒了会导致不通，那么受热了也会导致不通吧，因为受热了也会痛，比如风热感冒时嗓子红肿热痛，吃辣了胃痛等。"

文小叔点头道："是的，发火导致的头痛也是一种热结，就是热结在一起，从而不通，导致疼痛。这时候必须要用辛凉的药来散热，当然还要进一步分析这个热产生的根本原因，是积食还是湿邪化热。"

高木木大叫一声："这中医学真是越学感觉越难啊！"她又揉了揉脚，感觉不疼了，站起来走了走，又说，"哥，还有什么原因会导致不通吗？"

文小叔道："还有一个很重要的原因，就是湿气，湿气重会导致不通。不过这种不通产生的疼痛不那么剧烈，会有一种沉重或者胀痛的感觉，就像双腿灌了铅一样，比如很多风湿腿痛就是这样。湿气是一种阻碍气血运行的力量，湿属于阴邪，湿气容易下沉，这种不通就需要祛湿了。有的人喝了祛湿茶觉得腿脚不痛了，轻松多了，甚至感受到一种久违了的身轻如燕的感觉，这就是因为湿气去掉了，无湿一身轻。"

高木木掰着手指回忆道："受寒会导致不通，气滞会导致不通，瘀血会导致不通，受热会导致不通，湿气也会导致不通。哥，还有吗？"

文小叔神秘一笑："其实这些还不是最主要的，最根本的原因是什么呢？你想想。"

高木木想了半天，苦笑着说想不出来了。

文小叔循循善诱："要想长久保持一条溪流的通畅，最重要的一点是什么呢？"

高木木脱口而出："水流！"

文小叔笑道："是啊，这水流就好比我们的气血。一个人只要气血不足了，迟早有一天会不通，世人只知道不通则痛，却忽略了不荣则痛，此处的'荣'为'滋养'之意，不通背后的根本原因就是不荣。如果把不荣解决了，全身经络血脉哪有不通的呢？只要我们的气血足了，气血自己就会攻破身上任何的瘀阻，任何的不通都会被攻破。这才是治疗不通，也是治痛的最根本之法。"

这32个美容养生大坑,
专坑女人的钱与身体

(1)淋巴不排毒,排毒的是肝脏。淋巴是人体的免疫器官,不但不需要排毒,还会帮助我们杀毒。淋巴管里流淌的是淋巴液,淋巴细胞会第一时间抵抗病毒、细菌等有害微生物的入侵。当淋巴细胞与病毒细菌作战时,淋巴结会肿大,作战结束,淋巴结就会消失。

(2)激光不能根除痘痘和斑。这种简单粗暴的治疗方法可能会烧伤你的脸,甚至毁容,而且很快就会复发。要想祛斑,必须调理好五脏六腑。激光去得了阴虚火旺吗?去得了肝气郁结吗?去得了瘀血吗?激光可以强壮阳气吗?不可以!而这些都是长斑的原因。

(3)玻尿酸解决不了眼袋问题。一旦不打玻尿酸,眼袋会反弹得更加厉害,解决眼袋最好的方法是提振脾阳。

(4)任何一双手都按摩不到卵巢,因为卵巢非常小,隐藏得非常深。

(5)美容院丰胸不靠谱。丰满的乳房与苗条的乳房同样美丽。女人的乳房与肝、脾有直接的关系,心情开朗了,把脾胃养好了,乳房自然就丰满了。

(6)很多女人去医院检查会被告知有子宫肌瘤或者卵巢囊肿,其实卵巢囊肿、子宫肌瘤很多都是良性的,不用割,而且中医内调效果很好。

（7）痛经就吃止痛药不治本，还会毁坏肝肾，让人对止痛药上瘾。痛经的原因有很多，受寒、有瘀血、肝气不舒、血虚，这些都会导致痛经。

（8）不要天天喷香水，尤其是气虚的人不要喷，这种人造的化学的香水很耗人的气，即便天然的香水也会耗人的气。

（9）你的纤纤玉指不需要艳丽光彩的指甲油来粉饰，指甲油不仅坑害指甲，还坑害肝。肝其华在爪，是肝疏泄的通道。指甲油把指甲堵得死死的，会造成肝气不舒。

（10）遮瑕霜偶尔外出交往的时候涂抹一下尚可，平时能远离就远离，它会严重堵塞毛孔，让你的脸无法呼吸。垃圾排不出去，新鲜的气血进不来，皮肤如何好得了？

（11）很多女性有妇科炎症，买来洗液天天洗，但断不了根，殊不知这是身体内部出了问题。只有潮湿的地方才招来蚊虫，只有潮湿的身体才会产生真菌霉菌。真的要洗，用天然的中药水去洗吧，比如用苦参与艾叶煮水。

（12）即便你想快速瘦身，也不要去做抽脂，这会让你弱不禁风，免疫力急剧下降。脂肪不是随随便便长出来的，某种程度上是一种保护，为身体设置了一道屏障，防止寒邪长驱直入。只有脾胃好了，身体阳气足了，脂肪才会慢慢化掉。

（13）同样，节食减肥也不可取，早上一根黄瓜，中午一根黄瓜，晚上一根黄瓜，减掉的不是肥，而是气血，可能会导致月经不调，严重的话还可能导致不孕不育和卵巢早衰。

（14）很多女性为保持窈窕淑女的形象，不拒绝水果，不拒绝蔬菜，不拒绝生猛海鲜，独独对主食说"不"，视主食为洪水猛兽。要知道五谷为养，只有五谷才能补气血，只有五谷才能补精气。

（15）很多女性喜欢尝试新的养生方式，比如生吃蔬菜，生吃各种海鲜及牛排，完全忘记自己是中国人的胃。蔬菜中的纤维很难被人体所消化，生吃更难消化。调肾里面的元气来消化生蔬菜是不可取的，聪明人宁愿少吃一点维生素进去，也不愿意吃多少拉多少。

（16）对于排毒，女人们总是津津乐道，其实她们自己也不知道什么是排毒，身体里到底有什么毒。有一类人，天天喝苦瓜汁排毒，结果喝得想吐。苦寒败胃，人得胃气则生，失胃气则亡，用大寒的苦瓜排毒，毒没有排出去，命有可能先被排掉了。

（17）有的女性用减肥药排毒，天天喝减肥药，结果把便秘变成了腹泻，或者让便秘更加严重。另外，很多减肥药里都有泻药。

（18）有的女性用排毒养颜胶囊排毒，这个名字取得真好，用的是张仲景的大承气汤的方子。大承气汤是治疗特别严重的便秘才会用到的猛烈方子，天天用这个方子来排毒，后果可想而知。

（19）凉茶不去火，越喝火越多，加重脾胃的虚寒。脾胃运化不利，吃什么都会上火。凉茶还会伤阳气，所以不要天天喝凉茶。

（20）很多女性把喝咖啡当作一种时尚。咖啡相对来说要好一些，偏温，但是有一个缺点，就是容易上瘾，阴虚火旺的人不要多喝。

（21）红豆薏米不祛湿，只是利水。祛湿是一个非常复杂的过程，一定要健脾扶阳。红豆薏米偏寒凉，只适合湿热体质者短期服用。

（22）文小叔我想对每天都要"艾"自己一点的人说，艾灸作为火疗之一有很多禁忌，不要随随便便就艾灸。更不要轻易相信某某贴，那种贴的效果根本比不上传统艾条。

（23）不要有事没事就拿龟苓膏当零食吃，这是一种中药，而且里面的药都偏寒。

（24）真正的阿胶只有东阿阿胶，价格昂贵，另外阿胶枣与果脯没有什么区别。

（25）有一阵子流行蒲公英煮水，据说可以抗癌。于是文小叔的朋友跟风买来蒲公英茶，喝了一天，拉了一天。蒲公英是胃热圣药，既然是胃热，它肯定是凉药，不要天天吃。

（26）很多女性也特别喜欢喝花茶，但一定要注意，不是所有的花茶都适合你。很多人天天泡菊花茶，结果喝出胃痛、食欲不振，因为菊花性凉，有事没事泡菊花茶是拿自己的阳气不当回事。

（27）同样，金银花茶也很寒凉，不要用它来预防感冒，也不要总是咀嚼用金银花与薄荷做出来的润喉糖。

（28）爱干净是女性的优点，但我不建议天天早上洗头，阳气还没用就直接浇灭了；有些女性在月经期间一洗头，月经就没了；头发还没擦干就去上班，寒湿进入头部，可能会导致脱发、头痛。

（29）很多女性特别爱洗澡，一洗就是一个小时，夏天也就罢了，冬天也如此。结果越洗皮肤越干燥，还可能会洗出各种皮肤病，例如荨麻疹、皮肤瘙痒。冬天要藏精，皮肤不要开泄过度，天天洗澡，与冬天养生背道而驰。

（30）怀孕的时候不要以为自己是两个人就大吃特吃，吃撑了还吃。要明白一点，只有脾胃运化了的食物才能化作营养，宝宝才能吸收。

（31）坐月子要补，但不要猛补、峻补，要慢慢补。人虚弱的时候脾胃也虚弱，运化不了大补的食物。

（32）产后发汗是在伤害自己的身体。不要以为汗就是垃圾，汗血同源，汗为心之液，出汗多了会伤血、伤心，很多人在汗蒸中猝死，原因可能就在于此。

祛湿就用红豆薏米？
先弄清楚你是寒湿还是湿热

　　"祛湿"这个概念是这几年火起来的，更早的时候我们并不知道什么是祛湿，挂在嘴边的是减肥。有一句话说："并不是人人都会肥胖，但人人都有湿气。"于是有了祛湿这个概念，同时还出现了一款人人追逐的神仙水——红豆薏米汤。

　　红豆薏米这对组合一夜之间红遍大江南北。文小叔在朋友圈做了一个小调查，随便抓一个人出来问：你知道"祛湿"这个概念吗？答：知道啊。又问：你知道如何祛湿吗？答：红豆薏米呗。又揪一个人出来问：你知道红豆薏米吗？答：知道啊，祛湿的。

　　红豆薏米祛湿已经深入人心，祛湿就等于服用红豆薏米。真实情况是，红豆薏米并没有去掉湿气，反而让很多人的湿气越来越重，身体越来越差。

　　文小叔有一个朋友，刚开始用红豆薏米祛湿还真有点效果，几天后大便变得清爽了，她不禁窃喜终于找到一款祛湿神器。可让她郁闷的是，十来天后大便又恢复如初。不过，她坚定她的选择没错，认为只是时间不够，力度不够，于是加大服用红豆薏米的量，每天代茶饮。又过了十来天，她上厕所的次数多了，开始便溏。以前是大便黏腻，一天一次，现在是便溏，一天需要上两三次厕所。她不以为意，以为是身体排湿的结果。又用了二十多天，食欲开始猛然下降，胃也开始不舒服起来，不能吃生冷的，一吃就容易胃胀甚至胃痛。以前吃两根香蕉没什么事，现在吃一根就受不了。然而她仍继续用红豆薏米祛湿，更糟糕的事情出现了，她竟然痛经了。

终于，她忍不住了，问文小叔，为啥喝了两个月的红豆薏米汤，湿气一点没有去掉，反而感觉身体越来越虚了呢？文小叔把祛湿的文章发给她看，她看后恍然大悟：原来，她的身体根本不适合服用红豆薏米。

为何会出现这种情况？

因为用红豆薏米祛湿并不适合每一个人，它主要是针对湿热体质的。就算你是湿热体质，红豆薏米也只能短期服用，长时间服用必须加入其他的药材配伍，不然也适得其反。

红豆倒也罢了，性平，不会出乱子，问题出在薏米上！薏米性微寒，历代医家是用它来治病的。孕妇、女子来月事时慎用！红豆虽然性平，但也是利下之物，和薏米结合，寒湿的人吃了会寒上加寒、雪上加霜，气虚的人会更加气虚。

一个好的方子要讲究阴阳平衡，寒热同调，有升有降，而不是一味地用大寒利水之物，所以，红豆薏米不是一个适宜长期服用的方子，只能用于急症。那么问题来了，如何判断自己是湿热还是寒湿呢？

最直观、最靠谱的区分就是学会看自己的舌头。

注意，不要一大早起来就看，不要吃完饭看，不要喝完酒或者喝完饮料看，不要晚上在日光灯下看。

湿热的舌头是什么样的呢？湿热的舌头颜色是红的，舌苔黄、厚。寒湿的舌头是什么样的呢？舌体胖大，有齿痕，这齿痕就像裙子的边一样；舌体的颜色是白的，舌苔白、厚，有的舌苔上面浮着一层水汽。

从小便来区分。

湿热体质的人小便会发黄，味道很重；寒湿体质的人尿液清长没有什么味道，如水一样。

从大便来区分。

湿热与寒湿都会导致腹泻。湿热导致的腹泻又急又猛，所谓暴迫下注，里急后重，上完厕所肛门有灼热的感觉；寒湿导致的腹泻程度缓慢，肚子总觉得不舒服，一紧张就想上厕所，一吃油腻食品也想上厕所，尤其在夏天表现得更加明显，一天要上好几次厕所，每次都是一点点，不成形，很稀薄，中医叫便溏。

从体味来区分。

湿热体质的人体味很重，狐臭、腋臭、脚臭等，一天洗好几个澡也挡不住他的"重口味"；寒湿体质的人不怎么出汗，身上基本没有什么味道。

仔细观察白带，白带多、色黄、味重就是湿热下注，反之白带量少、清稀如水就是寒湿。

从自我感觉来区分。

寒湿与湿热区别就在一个字上，寒与热。寒湿、寒湿，重点在寒，湿为阴邪，寒也是阴邪，寒湿则阴上加阴。所以，寒湿的人一定会阳虚，阴盛阳衰，会怕冷，怕吹风，怕吃凉东西。寒湿内阻，会阻碍气血的运行，导致瘀血经络不通，不通就痛，所以寒湿体质的人总觉得全身哪儿都疼。

湿热重点在热。因为湿，所以运化不了；因为热，所以吃一点滋补厚腻的东西就会上火，有口臭、口疮，长痘痘等。

弄明白了自己是湿热还是寒湿，现在就跟文小叔一起来寻找合适的方子吧。

湿气重到底是哪里出了问题？是脾的运化出了问题，脾胃的升清降浊功能出了问题。所以，要祛湿，首先要健脾，要健脾，必须让脾胃这个中心的轮子转起来。怎么让脾胃这个轮子转起来？脾气上升，胃气下降，一升一降，脾胃就转起来了。

什么药能够让脾气往上升呢？医圣张仲景首推白术，白术可以加强脾的气化功能。气化功能好了，湿气自然就会去掉。什么药能够让胃气下降又能利水呢？张仲景首推茯苓。

这样就有了祛湿的一个基本方子：白术、茯苓。一升一降，白术往上气化，茯苓往下利水，两者配合相得益彰。这是基本方。

如果你是湿热，什么也不用再加，白术、茯苓就可。为何？因为湿热的根本原因是湿，有湿才有热，是湿化热，所以把湿气去掉，自然就没有热了。如果你的热很重，可以加点栀子，栀子是清一身之热的，是清五脏六腑之热的，这样就变成了白术、茯苓、栀子。

如果你是寒湿，就加点干姜；如果你寒气很重，就加点附子。这样就变成了白术、茯苓、干姜、附子（附子有毒，需在专业医师指导下使用）。

无论你是寒湿还是湿热，祛湿都会损耗津液，这时候可以加入炙甘草或者生甘草，补中益气的同时还可以守住脾胃。如果你气虚，祛湿久了也有些受不了，可以加入党参，这样就变成了四君子汤。

于是，湿热的方子就变成：

白术、茯苓、栀子、甘草。

寒湿的方子就变成：

白术、茯苓、干姜、附子、甘草。

无论如何变化，白术与茯苓是必须要有的，它们是祛湿的对药，是基本方，对于祛湿，相对平和，不猛烈也不柔弱。

有人问："如果我是湿热，用红豆薏米可不可以？"

可以，但是必须加点干姜、甘草保护一下脾胃，还要加点黄芪提一下气，这样这个方子就平和了。

这里，文小叔并没有给出具体剂量，只想教大家如何去思考，如何去认识一个方子。

读者朋友们，再也不要没事就用红豆薏米祛湿了。

水果，吃对了养人，吃错了伤身

没有哪个女人不爱水果，美味的水果总能轻而易举地虏获女人的心。

河南的一个胖小妹，有一天突然发微信问文小叔："水果煮熟了吃可以吗？"

文小叔反问："为什么要把水果煮熟了吃？煮熟了还叫水果吗？"

胖小妹答："因为我脾胃不好，水果生吃会胃痛、拉肚子。"

文小叔反问："吃水果胃痛、拉肚子，为什么还要吃水果呢？"

胖小妹答："因为吃水果可以减肥、美容、防止便秘、治疗痘痘……"

文小叔反问："那你吃水果减肥成功了吗？美容成功了吗？便秘好了吗？痘痘消了吗？"

胖小妹答："没有。"

文小叔有些生气，加重了语气："那还吃它干吗？！自己瞎折腾啊！"

胖小妹很不好意思地回答："因为吃水果可以减肥、美容、防止便秘、治疗痘痘……"

文小叔当场被气晕了过去……

这位胖小妹每天雷打不动，一天一个苹果，凉拌西红柿、凉拌黄瓜更是家常菜，有时候水果榨成果汁，有时候做水果沙拉；主食吃得很少，甚至直接用水果代替……结果可想而知，减肥没有成功，反而现在一吃生冷水果，胃就不舒服。

文小叔还真是挺佩服这位胖小妹的，能够做一件事坚持八年，这毅力值得点赞。可惜，选择了错误的路，白白浪费八年光阴，还严重伤害了自己的身体。

文小叔还有一个朋友，特别爱吃香蕉，吃就吃吧，可她一吃就停不下来，一次能吃好几根，有时候起床晚了，就直接用香蕉代替早餐。就这样吃了一年多，有一天买了还未熟透的香蕉回家，本来想着放几天吃，结果嘴馋就吃了两根，当天晚上就肚子痛得满地打滚……

在养生这件事上，文小叔真心奉劝各位一句，中国人大多以五谷、素食为主，体质天生偏凉，而大多数水果性质都偏凉，湿气大。

真正懂得中医、有养生智慧的人都会劝身边的朋友少吃一点水果，因为他们知道《黄帝内经》中"五谷为养，五果为助"的道理。也就是说，五谷才是养生的根本，水果是来帮助我们消化五谷的，是排在第二位的，可现在有不少人反其道而行之，把水果当饭吃。

1. 懂中医的人会劝你吃好水果

什么是好水果？不是贵的，不是稀有的，不是好看的，而是满足以下几个条件的：

（1）必须是当地的水果。一方水土养一方人，当地的水果养当地人。

（2）必须是应季的水果。那些反季节水果，那些大棚里的水果，那些用激素催熟的水果对身体只有害处。例如，大冬天吃西瓜，不是你吃西瓜，而是西瓜在"吃"你，吃你的阳气，吃你的脾胃。

（3）必须与体质相符。如果你体质偏热，梨子对于你来说就是好水果，荔枝对于你来说就是毒水果；如果你体质偏寒，西瓜对于你来说就是毒水果。水果的寒与热都是相对而言的，不要死板地套公式。

那么，最重要的问题来了，到底怎么吃水果才好？文小叔给出以下建议：

水果能不能吃，任何人说了都不算，只有你自己说了才算。要学会独立思考，倾听你身体最真实的声音：如果你吃了一个梨，很舒服，那就放心吃好了，只不过不要天天吃、顿顿吃，要适可而止，绝对不能把水果当饭吃。而且，必须要吃上面所说的好水果。

回到文章开头胖小妹的问题：对脾胃虚寒的人来说，水果煮熟了吃好吗？水果到底要不要煮熟了吃？

文小叔先给出答案：大多数时候水果没必要煮熟了吃，能吃就吃，不能吃就不吃，仅此而已。

2. 煮成粥的水果，依然偏寒凉

大家一定要记住一个规则：中药的温热寒凉是物理温度无法改变的，食物也是，药食同源。

举个例子，读者都知道大黄是泻药，大寒，药性非常峻猛，只攻不守，一路往下走。即使把它加热到 100 摄氏度，它的药性依然是大寒的，你吃了后依然会一泻千里。要怎样才能改变大黄的药性呢？必须经过特殊的炮制，比如酒大黄，因为酒是温燥之物，牵制了大黄的寒性，这样，酒大黄泻下的力度就稍微缓和了。还可以通过配伍来改变大黄的药性，比如加入大量的甘草，甘草是守而不走的，甘味有缓急止痛的作用。

综上所述，水果煮熟了吃也改变不了它的寒凉之性，这种寒凉之性对身体的损害是日积月累的。

3. 大多数水果都是寒凉的

很多人可能还有这样的疑问：水果总不会都是寒凉的吧？我可以吃温性的水果啊。温性的水果可以天天吃，也不用煮熟了吧？于是他们就问文小叔，这个水果是不是温性的，那个水果是不是温性的。文小叔一律这样回答：水果大多是寒凉的。

很多人可能不太赞同我这个观点，那么请思考，为什么寒带地区几乎不产水果？为什么水果大量集中在热带？

可能有人会说，因为水果耐热。

是的，根据万事万物相生相克、阴阳平衡原理，水果为了抵御酷热的气候，所以必须是寒凉的。而且水果的味道基本上只有两种：酸和甜。酸和甜这两种味道属阴，酸甘化阴。阴本来就与阳是相对的，阴的食物自然天生带有寒凉之性。

又有人疑惑了，不对啊，有些水果明明是热性的，比如荔枝、桂圆，稍微多吃一点就会上火，怎么解释？

荔枝被称为热性水果，实则是它的糖分太高了。甘入脾，适当的甘味食物可以健脾，吃多了就会伤脾。吃荔枝上火，实则是脾胃虚弱，吃进去的糖没有运化，就化作火了，并不是荔枝本身是热性的。同样，桂圆也是。

如果按照吃了就上火来划分某种食物是热性的，那很多人吃山药也上火，如何解释？有的人吃西瓜也上火，如何解释？难道西瓜、山药都是热性食物吗？显然不是。

4. 水果湿气重

水果基本上都是水，而且有一个特性，不少水果都是甜的。特别甜的东西就比较滋腻，会妨碍脾胃的运化，所以不能多食。湿，是阴寒之性，需要身体的阳气化掉，每吃一个水果都要消耗一定的阳气。适当地吃没有问题，吃进去的水果可以转化成能量，但吃多了就会变成垃圾。

现在的人湿气都很重，尤其是女人，天天嚷着要祛湿，却还吃那么多水果，一边祛湿一边产生湿气。有的人上午吃完杧果、火龙果，下午就不断吐痰，这就是由水果的湿气所致。

有人会问：水果有大量维生素，维生素不是维持生命必需的物质吗？补充维生素是很多人吃水果的理由，是很多人就算将水果煮熟也要吃的理由。

文小叔可以明确地告诉你，只要好好吃五谷、蔬菜，一日三餐完全可以满足身体对维生素的需求！如果你不吃主食，只吃蔬菜或者肉，那就另当别论了。

5. 什么时候水果可以煮熟了吃

有些水果可以治病，煮熟了治病效果更好。

以下几个与水果有关的食疗方，宝妈们一定要记住了，因为宝宝能不吃药就不吃药，能用食疗搞定何乐不为呢？

大便干结的时候，可以用香蕉炖牛奶，再加点猪油和蜂蜜。

风寒感冒咳嗽的时候，可以用烤橘子。

腹泻的时候，可以用蒸苹果。

肺燥咳嗽的时候，可以用川贝母炖梨。

黄痰很多的时候，可以用梨皮、萝卜皮煮水。

发烧的时候，可以用乌梅三豆饮。

吃多了、吃得油腻的时候，可以用山楂煮水。

女人最应该保养的 30 天，做不好会后悔一辈子

粗枝大叶的男人可能想不明白这 30 天是什么，但女人心里很清楚，因为大多数女人都经历过，那就是坐月子。当然这 30 天并不是定数，要根据自己的身体情况调整坐月子的时间，虚弱的女人可能要坐上 2 个月甚至 3 个月，正常情况下一般坐上 1 个月就可以了。

月子坐不好会落下一身的疾病，坐月子绝不是过时的传统，它蕴含了中医无上的养生智慧。

女人为什么要坐月子?

首先，女人产后处于气血极度亏虚的状态，这时最应该做的是温补气血，所以要坐月子。坐月子就是让你休息，让身体慢慢恢复到产前水平。有的女人追赶潮流，坐月子期间去发汗，这是极度不妥的，月子期间身体本来就很虚弱，而发汗这种霸道的方式会消耗身体很多的气血，这对身体来说无疑是雪上加霜。

其次，产后全身的骨节处于一种松动开合的状态，在这种状态下，虚贼邪风很容易趁机而入。所以，坐月子期间最忌讳的就是受风受寒，多少女人坐月子不注意，导致一身的风寒湿病痛，追悔莫及。

最后，女人产后的心态处于一个摇摆不定的状态，初为人母，

有太多的事情需要做，还有身体出现的各种不适状况，比如产后发胖、长斑等问题都需要面对，所以女人需要通过坐月子来调整自己的心态。

下面重点说说很多女人关心的月子病。

月子病是民间老百姓一种通俗的说法，说的是坐月子期间落下的病。民间有一种说法叫作"月子病月子治"，这种说法对吗？

这需要辩证地看。月子期间，女人的骨节是相对张开的，所以一旦风寒湿进去，等到月子结束时骨节关闭，这些风寒湿就留在了身体里。这个时候想要把它赶出去比较难，只好等到下一次坐月子，骨节再度张开时，利用温散的药物把潜伏在身体里的风寒湿瘀血赶出去。骨节张开的时候，这些病邪才容易被赶出去，所以说月子病月子治。

但是，月子病有很多种，包括虚证，而虚证随时都可以调理，没必要等到下一次坐月子。再说了，现在很多女人一生只有一次坐月子的机会，难不成为了治疗月子病再去生育一个孩子吗？如果不生孩子、不坐月子，月子病永远不治了吗？当然不是。所以，月子病该治还得治，不一定非得等到下一次坐月子。

月子病到底如何治疗呢？一定要根据自身症状来治疗。月子病有很多种，需要具体问题具体分析。那么到底有哪些原因会导致月子病呢？

第一大原因就是血虚加血瘀。女人产后最典型的状态就是血虚加血瘀。血虚自然不用说了，女人生产一次，消耗的气血是难以估量的。很多女人产后不坐月子，或者月子期间操劳过度就会造成血虚的状态。血瘀是怎么回事？就是恶露没有彻底排出，留在体内，形成瘀血。

第二大原因就是受风。比如有些女人在月子期间外出没有注意保护，被风吹到感冒了，风没有及时被驱除，留在体内，以后就会时不时感到头疼。还有风扇、空调吹进来的风，尤其是空调吹出来的风，危害最大。

第三大原因就是受寒。比如，有些女人在月子期间去游泳，洗冷水澡，吃寒凉的水果，喝冰镇饮料等。受寒的同时，这些饮食所带来的湿邪也跟着进入身体，与寒邪狼狈为奸，形成寒湿。寒湿再加上风邪，就是风寒湿。

以上是月子病最典型的三大病因。很多女人全身骨节酸痛，被医院诊断为关节炎、风湿病，也都是这三大病邪在作怪。

这三大病邪一旦潜藏在体内，想把它们搜出来真的很难，这就是为什么风湿病关节炎特别难治的原因，而且治疗这些病的药也比较猛，偏性大，易伤脾胃。所以说，预防月子病真的很重要，女人一定要好好坐月子。

下面分享一个妙方，是妇科第一人傅青主专门为坐月子的女人开出的，这张方子同样可以调理月子病。方子很简单，叫作生化汤：

当归 24 克，川芎 9 克，桃仁 6 克，干姜 3 克，炙甘草 3 克。

前面说过，女人月子期间身体处于一个血虚的状态，什么药可以把血养起来呢？傅青主在这里用了当归。当归是血中气药，不仅补血还可以行气。

女人坐月子期间，身体里还有瘀血，恶露没有排尽，用什么药可以活血化瘀，帮助身体排出残留的恶露呢？傅青主用了川芎与桃仁。川芎、桃仁都是活血化瘀的要药，用在一起可以起到一加一大于二的效果。尤其是川芎，走窜力度很大，不仅可以上行头面，搞定头面部的瘀血与寒邪，还可以下行血海，走到女人的子宫，化解女人子宫里面的积聚。

女人坐月子期间最容易受风寒湿，如果受了风寒湿又该怎么驱除呢？干姜可以助一臂之力。干姜是姜的一种，干姜、生姜都有祛湿散寒的作用，不同的是生姜解表的力度大，干姜温里暖中的作用大。总之，只要身体里面有寒邪，必然少不了干姜。

最后再用炙甘草滋补一下脾胃，调和诸药，防止干姜过于温燥。一碗简简单单的生化汤就好了。

生化，就是让生命生化无穷，就是让身体推陈出新，活力无限，气血充盈。这个方子也被制成了中成药，叫生化丸或者生化颗粒。如果被医生诊断为风湿病或关节炎，可以用这个方子煎出来的汤送服独活寄生丸。

傅青主还有一个方子，也是给坐月子期间的女人服用的，是解决女人产后乳汁少这一大难题的。

文小叔也把这个方子推荐给不少哺乳期缺奶的朋友。这个方子叫通乳丹：

当归 6 克，麦冬 15 克，通草 3 克，桔梗 9 克，猪蹄 2 个，人参 10 克，黄芪 30 克。

当归补血，可解决乳汁少的问题，因为乳汁是血的外现，血足乳汁才会丰富。血足了，再补气，气血双补，于是用上人参、黄芪。气血足了，但经络不通怎么办？此时可以用上通草打通上中下的经络，让乳汁流得更畅快些。桔梗载药上行，直达乳腺。上述药物较为温补，于是用上麦冬来滋阴，麦冬是甘寒濡润之品，可以制约黄芪、人参的温燥。为什么要用猪蹄呢？猪蹄是血肉有情之品，可以补精血，润肌肤，同样可以通经络。其实这就是一道药膳，用这些药材去炖猪蹄。产后缺乳的女人不妨一试。

最后，文小叔再说一句：一定要好好坐月子。

第二章

**女人最怕的这些病，
中医有办法**

每个女人都知道生气不好，比如来月经的时候、更年期的时候，血虚于下，气浮于上，气有余便是火。虽说生理原因是主要因素，但说到底还是因为想不开、放不下、看不透。

02

脖子上有结节、囊肿、脂肪瘤，
可以试试这个药

也不知从什么时候起，脖子上长包块的人越来越多，去医院检查，被告知是皮下囊肿、脂肪瘤、淋巴结节、甲状腺结节等。它们被老百姓戏称为富贵包，或者被叫作夺命包。

其实富贵包并不富贵，夺命包也不夺命，长在外面的包块总比长在里面好，长在五脏六腑里面那真有可能夺命了。可是，对于爱美的女性朋友来说，包块恰恰长在最显眼的脖子处，衣服的领子又遮不住，这委实是一件很头疼的事。

为什么脖子上会长包呢？古代的名医也思考过这个问题，最后一致得出结论：脖子上的各种包，囊肿也好，脂肪瘤也好，淋巴结节、甲状腺结节也罢，甚至乳房里长的乳腺结节，都由三种邪气凝聚而成。这三种邪气分别是郁结的肝气、凝结的痰湿、瘀血。

观察日常生活，我们会发现女人脖子上长包块的概率要比男人大得多，为什么？因为女人容易肝气不舒。

肝气不舒表现在两方面：一方面容易发火生气；一方面压抑自己，不发火，但独自生闷气。如果一个女人本身有痰湿的话，怒则气上，气夹杂着痰湿上冲，冲到脖子就卡住了，于是堵在那里，天长日久，慢慢形成包块。郁结的肝气、凝结的痰湿，堵在那里，慢慢形成一个孤立的小岛，气血进不来，就会形成局部瘀血。

颈部是非常容易瘀堵的部位，这就好比一个城市最容易塞车的地方必定是十字路口，脖子恰好是人体的十字路口。人体十二条经脉都要经过这里，气血来来往往，风寒暑湿燥火各种外邪也容易来凑热闹，所以最容易堵。

文小叔还发现：胖人脖子上长包块的概率要比瘦人大得多，为什么会这样呢？

因为胖人身上多痰湿。如果生为女人，胖，又肝气不舒，那么这个女人脖子上长包块是大概率事件了，最容易找上门来的一种包块叫作甲状腺结节。

脖子上的包块，中医称为：痰核。

那么有没有办法把脖子上的包块消掉呢？有，但这是一项艰巨的任务，冰冻三尺非一日之寒，脖子上的包块从米粒大到黄豆大再到杏仁大最后到核桃大，经过了非常漫长的时间，长达几年甚至几十年，想短时间消下去真的有点痴心妄想。

在消掉脖子上的包块之前，我们先来思考一个问题：脖子上的包块到底可不可以简单粗暴地一刀切掉？

文小叔觉得：包块是标，导致包块的根本原因没消除，切掉以后还会长出来，可能是短时间长出来，比以前还大。即便不长出来，也不意味着万事大吉，可能会有更严重的后果——包块在你五脏六腑的某一个地方安家了。道理很简单，毒素必然要找一个出路，脖子上的包块就是一个出路。包块突然没了，这些毒素何去何从呢？不得已只能在身体里乱走乱窜，最后在五脏六腑扎下根来。这就好比一个小区本来有一个固定的垃圾站，突然这个垃圾站没了，人们慢慢就开始乱扔垃圾，脏了整个小区。

所以，割掉脖子乃至身上任何一个包块，请一定要三思而后行。事实上，与其割掉包块，不如彻底把形成包块的病因拿掉。

如何从根本上调理脖子上的包块？

首先要理气。肝主一身气机，身体的气机顺不顺都由肝来决定。肝气不舒，人的气机就不顺，所以要疏肝理气。

其次要化痰。因为痰是包块的标，是包块的营养素，想切掉包块的营养素，就要化痰。试想，如果没有痰持续供给包块营养素，哪怕你天天生气，也是无法形成包块的。化痰的根源在哪里？在脾胃，因为肺为贮痰之器，脾为生痰之源。

再次要软坚散结。包块的标就像一块顽固的石头，是坚硬的结块，必须把这"坚"软化掉，再把结块散掉。

最后要活血化瘀。想化掉包块瘀滞，就要把死血化掉，把新的气血引到这里来。

记得阴寒、肥甘厚味食物要少吃，包块本身属于阴成形的东西，牛奶、奶油蛋糕、巧克力、红烧肉、汤圆等容易生痰湿的食物，吃多了只会为包块提供营养。包块的长大需要营养，我们要"饿死"包块。

接下来文小叔要介绍一个名方，专门对付脖子上的包块，它是清朝名医程国彭的方子，记录在他的医学著作《医学心悟》里，叫消瘰丸：

玄参 15 克，牡蛎 15 克，川贝母 15 克。

方子很简单，三味寻常的药，却大有妙处。

玄参，玄，黑色也，代表着神秘、封藏，黑色对应的是肾，所以玄参是入肾经的，能够把肾里的虚火拽下来，滋阴潜阳。肾里的虚火没有了，就不会引发肝火，就不会生气。玄参善于治疗脖子及咽喉部的疾病。

牡蛎，是指牡蛎的贝壳，不是牡蛎肉，味道是咸的，咸入肾，有重镇的作用，有收涩封藏的作用，能够把凝聚在脖子上的痰火收敛下来。我们知道咸味的食物或者药物最大的功效就是软坚散结，对脖子上的包块来说，治标就是要把它软化，要把它散掉。而牡蛎，承担起了这一艰巨任务，只要是软坚散结的方子，必有牡蛎的影子，有时候还配合夏枯草一起来。

我们经常吃的海带与牡蛎一样，也有软坚散结的作用，古代中医把海带称为昆布。文小叔经常用海带治疗那种硕大红肿的青春痘，痤疮也是一种坚结，海带可以滋阴，清热解毒，刚好适合青春痘。

川贝母，读者都清楚，这是化痰高手。著名的川贝枇杷膏，大家应该都喝过。

消瘰丸到底有多厉害呢？程国彭记载，他用这个方子治疗过一个妇人，她脖子右侧有一个包块，一天一次服用这个方子，三十天有余，包块竟然消掉了。

当然，能把这妇人脖子上的包块消掉，不一定能消掉你脖子上的包块，因为世上没有两片相同的树叶，也没有两个一样的人。

影响脖子上包块的还有情志及生活习惯。不要老把注意力集中到脖子的包块上，一天到晚想着会不会越长越大而压迫神经，会不会癌变，会不会变成甲状腺癌，会不会变成淋巴癌。这些胡思乱想要不得，只会让脖子上的包块越长越大。我们要学会散，学会心中无包块。

如何散？心情开朗就是一种散，不要执着，不要把某一种东西或某一个人紧紧抓在手里，学会舍得、随缘、自在。也许不知不觉间，你脖子上的包块就散掉了。

文小叔有一个朋友，手臂上曾经有一个包块，他说他得抑郁症那年，包块越长越大。等他抑郁症好了，包块竟然自动消失了。

唯一遗憾的是，这个消瘰丸只是针对包块治标的，并不能治本。如果经常生气的人建议与逍遥丸一起吃，如果脾胃不好建议与香砂六君丸一起吃。

不过话说回来，这世上哪有治本的药呢？真正治本的药只有自己了吧。

甲状腺结节、乳腺增生、子宫肌瘤，试试这个方子

陕西的廖女士向小叔咨询甲状腺结节的问题。一个月前她突然摸到脖子上长了一个黄豆大的肿块，去医院检查说是很多女人都有的甲状腺结节。出于对甲状腺癌的担忧，廖女士问小叔有没有方子可以把甲状腺结节消掉。

这位女士自学中医已经两年多，她给自己开了一个方子，然后问小叔方子可行不。她给自己开的方子是一些软坚散结的药材，小叔又给她加了一些疏肝理气和活血化瘀的药材。

汤药7天一个疗程，廖女士一共喝了21天，甲状腺结节明显变小，摸上去几乎快感觉不到了。廖女士乘胜追击，又服用了21天，把甲状腺癌发出的威胁信号扼杀在了萌芽状态。

更让她惊喜的是，她的乳腺增生与子宫肌瘤也有所好转。廖女士当时只想调理甲状腺结节，乳腺增生与子宫肌瘤已经多年了，病情还算稳定，并没有想让小叔一起调理，再说，一下子问太多问题显得有点贪心。万万没想到，竟然歪打正着，天底下还有比这更幸运的事吗？所以，廖女士觉得比中了500万元还高兴。

这就是中医的神奇之处，只要对症，效如桴鼓，令人叹为观止。

廖女士的例子说明了什么？说明了一个很重要的问题：不同的病可以用同一个方子治疗，中医把这叫作异病同治。

为什么不同的病可以用同一个方子治疗？因为这些病的病因是一样的。就拿廖女士来说，甲状腺结节、乳腺增生、子宫肌瘤是同一棵树上结出来的果子，如果只针对果子来治疗是治标，会很费劲；如果针对这棵树来调理，就是治本了。把这棵树治好，歪瓜裂枣自然就会掉落。

看到这儿，很多人纳闷了：小叔，你说这位女士的甲状腺结节、乳腺增生、子宫肌瘤是同一个病因导致的，那这个病因到底是什么呢？

这个病因就是肝气郁结。肝气郁结，气不流动了，就会堵在身体里，形成瘀滞，中医叫气滞血瘀。气滞血瘀就会导致乳腺增生与子宫肌瘤，很多女人的子宫肌瘤与乳腺增生都是长期肝气郁结导致的。无形之气与有形之痰湿一结合，在脖子这个狭窄的通道安营扎寨，就形成了甲状腺结节。

廖女士自述：丈夫事业非常成功，自己是全职太太，在婚姻生活上一直不顺，长期处于生闷气的状态，很多抱怨的话只能憋在心里，没学中医之前更是如此。甲状腺结节冒出来之前就与丈夫生了一次大气，持续了一个月的冷战。

甲状腺结节的女人背后大多有一段肝气不舒的病史。女人天生就容易想不开，遇到事就更容易胡思乱想。那些大大咧咧、没心没肺的女人很少会长甲状腺结节。肝气不舒表现在两方面：一方面容易发火生气；一方面压抑自己，不发火，但独自生闷气。如果这个女人本身有痰湿的话，每次生气，气夹杂着痰湿往上冲，冲到脖子就卡住了，天长日久，慢慢形成包块。

文小叔给廖女士推荐的方子是：

香附 9 克，青皮 9 克，枳实 9 克，玄参 15 克，牡蛎 15 克，川贝母 15 克，夏枯草 12 克，当归 6 克，丹参 6 克，白术 12 克，甘草 6 克。

香附、青皮、枳实第一组药是治本的。疏肝理气，让肝条达起来。中医认为，肝喜条达而恶抑郁，一旦肝气舒展了，肝就开心了，就会痛痛快快干活了，身体的气机就会顺畅，所以，这里用了香附、青皮、枳实。香附理气效果一流；青皮就是陈皮的青年版，青皮血气方刚，理气的同时还破气，把郁结的气破开，陈皮是温厚的中年人，破气的作用少一些，但甲状腺结节是一个很拥堵的状态，所以用青皮来破气，青皮对女人的乳腺增生有一定治疗作用；枳实，可以把整个气机往下降，从脖子一路降到底。

玄参、牡蛎、川贝母、夏枯草是软坚散结的。结节里面有很多痰，所以用川贝母来化痰，川贝母化痰的同时，本身还可以消肿散结。除了化痰，再用玄参、牡蛎、夏枯草直接软坚散结。这三味药是治疗结节必须用的，是治标的，尤其是夏枯草，治疗甲状腺结节的专药。夏枯草还可以清肝火，很多女人肝气郁结，气郁就会化火。

当归、丹参是活血化瘀的。用当归来活血补血，用丹参来活血化瘀，当归与丹参一补一泄，相得益彰，它俩合在一起，就是血管的清道夫。

第四组用白术、甘草来保护脾胃，让脾胃健运起来，解决痰湿的来源。肝不好的人，脾胃一定会受到影响——肝木克脾土。张仲景也说了，见肝之病，知肝传脾。肝病了，一定会把病传给脾，所以此时先要把脾胃保护好。

看到这里，有人问了：小叔，我有子宫肌瘤，是不是就可以用这个方子呢？这个不一定。因为子宫肌瘤还有其他病因，比如受寒，这个时候就不适合，如果是肝气不舒导致的子宫肌瘤可以用这个方子。

如果没有甲状腺结节，有乳腺增生可以用这个方子吗？可以，不过此方不是专门针对乳腺增生的。

如果有甲状腺结节完全可以用这个方子。如果像文中的廖女士一样，甲状腺结节、乳腺增生、子宫肌瘤都有，八成也是肝气不舒，可以用起来。

最后，文小叔要提醒的是，这个方子破的力量比较大，会损耗一些正气，用 21 天后一点效果没有就不要再用了。

卵巢囊肿？别怕，消囊汤能治它

有一位女士，27岁，还没结婚，三年前检查出卵巢囊肿，最近又去检查，发现囊肿长大了，她很恐慌，于是给小叔发来求助微信。

她说："小叔，我的卵巢囊肿越来越大了，求求你写一篇针对卵巢囊肿的文章吧，求你了……"这位粉丝发来的是语音，说着说着竟然痛哭起来，泣不成声。

文小叔听了，心里叹一口气，唉，这肝气有多郁结啊！估计除了卵巢囊肿还有乳腺增生、子宫肌瘤。于是，小叔只能安慰她，答应给她写一篇有关卵巢囊肿的文章。其实她不说，小叔也有这个打算，因为现在这个时代有卵巢囊肿的女人太多了。

这个时代有四类人容易得卵巢囊肿。

第一类也是最大的一类人，就像这位女士，容易生闷气，想不开。相反，那些大大咧咧的女汉子或者喜欢把气发泄出来的女人反而不容易得卵巢囊肿。为什么？女汉子没有郁结的气，身体不堵；喜欢发火的人把火发出去了。生闷气的人容易肝气郁结，肝喜条达，而恶抑郁。肝气郁结，肝的疏泄功能就出问题，气机就会紊乱或者气滞，郁结的气就像打了结的绳子。肝经又经过卵巢的位置，肝气堵在卵巢，就会得卵巢囊肿。

　　第二类人是要风度不要温度的女人，是只图嘴巴痛快经常吃雪糕的女人，是把水果当主食、把牛奶当水喝的女人，是整天躲在空调房里不愿意见阳光、生命中没有夏天的女人。这些女人有一个共同的特点，那就是寒湿太重。寒是一种凝聚的力量，会让身体的气停滞不前。与肝气郁结一样，这些凝结在一起的气久久不散，就会形成邪气，慢慢地就会形成卵巢囊肿。

　　第三类是曾经流过产的女人，或者月经不正常的女人。流产会让大量的瘀血留在子宫与卵巢内，如果当时没有把这些死血彻底排出去的话，瘀血就会慢慢凝聚，加上郁结的气与寒，最终发展成子宫肌瘤或者卵巢囊肿。

　　第四类是特别喜食肥甘厚味（如红烧肉、各种甜品）又整天坐着不动的女人，这些东西很容易产生痰湿，脾胃很难运化，加之久坐不动，气就更加运行不起来。这些痰湿容易下沉，沉到子宫或者卵巢，慢慢凝聚就会形成痰核，就是所谓的肌瘤或者囊肿。

　　卵巢囊肿实质上是四种邪气的聚会，这四种邪气分别是寒气、郁结的肝气、瘀血、痰湿。

　　这四种邪气狼狈为奸，互相缠绕，你中有我，我中有你，形成坚硬如石头般的卵巢囊肿。其中寒气是最厉害的一层邪气，它把其他三种邪气紧紧包裹，因为有了寒气的存在，这些邪气就散不掉，越聚越多，越聚越凝固。打一个比方，卵巢囊肿好比一个饺子，饺子皮是什么？是最强大的寒气。饺子馅是什么？是另外三种邪气的混合体。

　　如果弄明白了卵巢囊肿是怎样形成的，就会明白卵巢囊肿该如何调理了。第一步就是把饺子皮撕开——把最外面那一层寒气驱散，然后把饺子馅一一弄出来——疏肝理气，让气行起来，然后活血化瘀，把死血去掉，让新血进来，最后把水湿利出去，把痰软化掉。

资深的中医爱好者看到这儿，可能自己都会开方子了。小叔经过一番深思熟虑，推荐下面一张方子，叫消囊汤，仅供大家参考：

桂枝 12 克，柴胡 10 克，香附 10 克，当归 6 克，白芍 10 克，丹皮 20 克，赤芍 20 克，桃仁 20 克，白术 15 克，茯苓 15 克，泽泻 20 克，海藻 20 克。

这个方子是如何让卵巢囊肿消失不见的？

第一步，把卵巢囊肿最外面的那一层顽固的寒气驱散掉。

用什么？一味桂枝就可以担此重任。桂枝，大家很熟悉了，张仲景最常用的一味药。桂树最上端的枝头，阳气最旺，生发力最强，能打通全身的经络，把卵巢里面的寒气从体表驱赶出去。桂枝一用上，阳气就会源源不断输送给子宫或者卵巢。

当寒气慢慢散去后，卵巢囊肿会有一定程度的松弛，看起来会更大。不必恐慌，等卵巢囊肿里的三种邪气都出去后，卵巢囊肿就会消失。其实中医调理很多病都会出现症状暂时加重的情况，很多人害怕了，马上停药，于是错过一次彻底扭转局面的良机。

比如小叔之前说过减肥方子，如果是泻药，马上会让你瘦，但小叔用的不是泻药，反而开始几天让你胖几斤，但是此时胖是好事，是五脏六腑周围长气血了，只有先把五脏六腑保护起来，身体的肥肉才会减掉。很多人觉得，怎么减肥的方子还增肥了？于是果断放弃。你应该想一想，你喝的药没有一点脂肪，怎么会增肥呢？那些坚持下来人的就瘦了。

第二步，疏肝理气，让身体的气运行起来，不堵在卵巢里。

肝主一身气机，主疏泄。妙药在何方？柴胡来也！柴胡当之无愧是舒肝第一要药。一个人单打独斗似乎有些寂寞，于是柴胡又叫来它的好兄弟香附，这两味药合用几乎可以搞定女人肝气郁结的问题。舒肝以后再补点肝血，用当归；再给肝按摩一下，用白芍，白芍可以让肝温柔起来，这样肝就不急不躁了。

第三步，活血化瘀，把死血、瘀血化掉，让气血流动起来。

流水不腐，户枢不蠹。活血化瘀用什么？用赤芍、丹皮与桃仁。赤芍色红入心，性寒凉，可以凉血，所以赤芍活血的同时可以凉血。丹皮有三大妙处，可以行气、活血，还可以把气滞瘀血导致的热化掉。任何邪气堵在一起都会化热，虽然整个卵巢是寒的，但是卵巢囊肿里面却有郁热，用丹皮来清热最好。桃仁是妇科要药，专门化子宫与卵巢里面的瘀血，总之女人腹里的瘀血用桃仁最好。本来桃仁与红花是一对，为什么这里不用红花呢？因为红花是化无形的瘀血，桃仁专化有形的瘀血，卵巢囊肿是有形的瘀血，所以用桃仁。

第四步，把卵巢囊肿的水湿通过小便的形式利走，把痰化掉。

什么能把水湿利走呢？茯苓与泽泻就足够了。茯苓利中焦的水湿，泽泻利下焦的水湿。水湿一走，就不会形成痰。如果已经形成痰了，就要化痰、软坚散结，用什么？海藻是也。海藻既可以利水又可以化痰，还可以软坚散结，身体任何地方长包块，比如甲状腺结节、淋巴结节，还有肺结节等都可以用海藻来破掉。水湿的来源在哪里？在脾。诸湿肿满皆属于脾。所以，要想从根本上解决痰湿，必须健脾，那就加上一点健脾的白术。

这个方子建议服用 21 天。一服药煎煮两次，把两次的汤药混合在一起，脾胃好的可以一次服用，脾胃不好的分两次服用，饭后半小时服用。

省钱的茶疗方，
解决女性各种乳腺疾病

当小叔写乳腺增生的时候，很多读者纷纷问乳腺结节怎么调理。当小叔写乳腺结节的时候，很多读者又纷纷问乳腺增生怎么调理。当小叔同时写乳腺增生、乳腺结节的时候，又有读者问乳腺纤维瘤怎么调理。

这篇文章，小叔干脆把乳腺增生、乳腺结节、乳腺纤维瘤放在一起写一写。

为什么可以一起写？因为这三种症状看似不同，实质上是一棵树上结出来的歪瓜裂枣。到底是治这棵树，还是治这些果子呢？显而易见要治这棵树，不然，即便把果子治好了，这棵树依然有病，依然会长出歪瓜裂枣。

很多人都说自己这里虚、那里虚，但很少有人说自己哪里实。乳腺方面的疾病明显是实，为什么？因为多了不该有的东西。增生、结节、纤维瘤是不是多出来的不该有的东西？既然是实，那我们就该用泻法，实则泻之。

怎么泻？泻哪里？泻肝！因为乳腺归肝经所管。很多乳腺方面的疾病都是肝气不舒、肝气郁结导致的。肝气不舒就会削弱肝的疏泄能力，肝的疏泄能力下降，邪气就会凝聚在乳腺这个部位，久久不散，安营扎寨。气滞则会血瘀，形成痰湿，于是气滞、血瘀、痰湿相互交抱，形成乳腺增生、乳腺结节、乳腺纤维瘤。具体来说，先破气，然后把瘀血破掉，最后化痰，软坚散结。增生者，消之；结者，散之；瘤者，破之；痰者，化之；坚者，软之。

从严重程度上来说，乳腺增生较轻，乳腺结节次之，较严重的是乳腺纤维瘤。很多女人一查出来自己有乳腺增生，甚至只要觉得乳房有胀痛，就吓得不要不要的，那架势似乎明天就要得乳腺癌。其实完全没有必要恐慌，乳腺增生只要好好调理，很快就会消失。当然，如果到了乳腺纤维瘤这个程度就要引起注意。这就好比扫地，一天不扫没事，一周不扫没事，要是一年不扫，那打扫起来就要费老大功夫了。乳腺纤维瘤就好比一年不打扫的屋子。

小叔介绍一个非常简单又有奇效的茶疗方，方便那些不想熬药的人，其中三种很寻常的药材是同一种果树上的东西：

橘叶9克，橘皮9克，橘核9克，甘草6克。

就这么简单，橘叶、橘皮、橘核药性都走肝经，能够疏肝理气，加强肝的疏泄能力，把郁结在乳腺的邪气赶跑。

具体来说，橘叶可以散气。一般花叶类药都有疏散的作用，花就是一种怒放的状态，叶子也是开放的状态而不是紧闭收缩，所以花叶类的药都可以散，可以走到体表。橘叶可以把乳腺的邪气散到体表，从毛孔泄出去。橘叶非常香，摘一片橘叶闻一闻，辛烈的芳香扑鼻而来，即使走近橘子树也可以感受到那种独特的橘香。芳香的药材都有散的作用，对于辛烈而芳香的药材而言，散的作用更强大。

　　千万别小看橘叶这味不值钱的药材，它可是对付乳腺增生的特效药，是用来治疗妇科病的偏方。曾经有一位读者说自己有轻度的乳腺增生，很怕发展成乳腺癌。小叔说，先用橘叶泡茶喝吧，喝一个月看看。万万没想到，一个月后去检查，乳腺增生竟然有所好转。这橘叶便宜得很，自己家有橘树的话都不要钱。

　　橘皮，大家都熟悉，就是橘子皮，它也有疏肝理气的作用，可以把郁结的肝气往四肢散掉。同样，橘皮还有化痰的作用，不过这里的橘皮可不是陈皮。陈皮是把橘皮放置一两年后的结果，药性温厚，像成熟稳重的中年人，主要是化痰。而橘皮药性刚烈，主要是破气散气散结，像血气方刚的小伙子，乳腺增生、乳腺结节、乳腺纤维瘤就需要这股猛烈的破气之效，陈皮这种不痛不痒、隔靴搔痒的性子不适合破气，要用的话，必须重用50克以上。

　　橘核、橘核，专门破身体的核，乳腺增生、乳腺结节、乳腺纤维瘤，像不像核呢？橘核药性也走肝，疏肝理气，可以把郁结在乳腺部位的邪气往下疏散。顺带说一句，橘核还对睾丸疝气很有效，睾丸也是肝经所管。

　　最后加一点甘草，调和诸药。另外，甘草可以防止橘叶、橘核、橘皮过于散气，还可以防止上火，因为橘叶、橘皮、橘核都是性温的。而且，甘草可以让这个茶疗方味道好一点，如果还觉得味道不好，加点大枣。

　　这就是上通下达，旁开郁结的甘草三橘饮。

　　怎么用这个茶疗方呢？很简单，就是泡茶喝，四味药用专门的药茶壶冲泡或者紫砂壶冲泡，一天就喝这个茶，其他的水不喝，除了早上起来喝一杯温水。记住，千万别用铁器做的杯子泡茶喝。

　　但是，小叔还是要说，这个方子仅仅治标，把邪气散掉，解决疾病的去路。针对疾病的来源，治本还是要调肝，要配合加味逍遥丸。但是，更治本的方法是自己一定要好好调整心态，不生气，不生闷气。如果你有一颗豁达的心，怎么会有乳腺方面的疾病呢？

　　记住，不生气，不生病。

让女人头疼的乳腺增生，
试试国医大师这个方子

每当文小叔写妇科方面的文章时，总会收到这般的留言：小叔，写写乳腺增生吧。文小叔写子宫肌瘤的时候，留言问乳腺增生的人比问子宫肌瘤的人还多。文小叔写月经不调的时候，也有一大拨人问乳腺增生的问题。文小叔写白带异常的时候也是如此……看来乳房的问题还真不少。

乳腺增生、乳腺结节、乳腺纤维瘤、乳腺癌……虽然病名不同，但实际上是一个病，只是程度不同而已，中医统称为乳癖。

很多女人一旦被检查出乳腺增生，就开始惶惶不可终日，其实绝大多数乳腺增生都是良性的，不会演变为肿瘤。

乳腺增生到底该怎么调理？或许这是每个女人迫切想知道的答案，在了解这个答案之前，我们必须先弄清楚为什么会得乳腺增生。

如果你仔细观察，会发现经常生气的人容易得乳腺增生，尤其是生闷气的人更容易得乳腺增生。

文小叔有一位亲戚，因为长得比较漂亮，从小就心高气傲。在单位生同事的气，认为同事的才华与能力都不如她，待遇却比她好；生领导的气，认为领导没眼光，千里马就在眼皮子底下不重用，偏偏重用一些昏庸无能的人；在家里，生丈夫的气，认为丈夫太窝囊、不中用，嫁给他倒了八辈子霉；生公公婆婆的气，认为公公婆婆老顽固、偏心眼，什么都向着儿子；生孩子的气，明明为孩子操碎了心，孩子却不听话，学习成绩一塌糊涂，还动不动惹是生非。后来，她发现自己的乳房经常胀痛，于是去医院检查，得了乳腺增生。可是她并没有改变自己的脾气，继续生气，再后来得了乳腺癌……

中医认为，导致乳腺增生的罪魁祸首是郁怒伤肝。乳房是肝经过的地方，每一次生气，怒则气上，邪气就会冲到乳房，郁结于此，越积越多，最后发展成乳腺增生或者结节，甚至肿瘤。每生一次气，都是对乳房的一次伤害。

其实每个女人都知道生气不好，可是出于生理上的原因，总是控制不住自己。比如来月经、更年期的时候，血虚于下，气浮于上，气有余便是火，一点就着。虽说生理原因是主要因素，但说到底女人生气还是想不开、放不下、看不透。

如果你仔细观察会发现：一天到晚想太多，经常胡思乱想的女人容易得乳腺增生。

文小叔有一个朋友，乳腺癌早期做了切除手术。与她交往的过程中，文小叔发现她是一个特别焦虑的女人，特别喜欢胡思乱想。比如，上司稍微一个不耐烦的眼神，她会琢磨半天，我哪里做错了？领导对我有看法了？是不是要扣我奖金了？是不是要炒我鱿鱼了？再比如，丈夫不接她电话，她也会乱想半天，他怎么不接电话？这么久也不回一个，是不是出事了？是不是不在乎我了？

手术之后，她每天必想乳腺癌会不会复发，癌细胞会不会转移到另外一个乳房。乳房稍稍有点不适，她就迫不及待打电话给小叔，要么就是发一大堆信息，最后免不了说这样的话："我到底该怎么办？救救我，求求你了……"

小叔告诉她："世上没有救世主，真正能够救你的只有你自己，如果你不从根本上改变自己，复发是迟早的事。"

为什么胡思乱想也容易得乳腺增生呢？因为郁怒伤肝，忧思伤脾，乳房又是肝脾二经经过的地方，乳房是否丰满、是否气血畅通与肝脾有直接的关系。中医认为思则气结，想太多、胡思乱想都会让气打结。气要流动，就像流水一样，如果是不流动的水很快就会腐臭。气结在那里，不流动，就会血瘀，气血过不来，这个地方成了孤岛，没有气血的滋养，自然形成结节、增生、囊肿、肌瘤。

综上所述，乳腺增生有两大原因：一个是郁怒伤肝，一个是思虑伤脾、思则气结。其中最根本的原因是肝郁气滞，因为肝气得不到舒展、升发，会克伐脾土，让脾气也得不到伸展。

如何判断自己得了乳腺增生呢？

如果你经常感到乳房胀痛，可能有乳腺增生；如果你来月经之前乳房胀痛，也可能有乳腺增生。

那么，中医有没有办法把乳腺增生消掉呢？

对于乳癖，中医的治疗方法有很多，下面就分享国医大师朱良春的一个方子。朱良春活了99岁，据说90岁高龄时每天还要看30多个病人。他的这个方子治好了很多乳腺增生患者。

国医大师朱良春这个方子叫消核汤，方子很简单：

白僵蚕12克，蜂房9克，当归9克，赤芍9克，香附9克，橘核9克，陈皮6克，甘草3克。

前文说过，乳腺增生最根本的原因就是肝气不舒、肝气郁结，所以治本必须疏肝理气，让肝气条达起来。疏肝理气用什么药呢？朱良春这里用的是香附，凡是气不顺、气滞、气胀的病都离不开香附。除了香附，陈皮也是理气的高手，陈皮可以协助香附，让疏肝理气的作用得到增强。有的医家还会用上青皮，青皮的理气作用更猛，直接破气散气，把郁结在胸中的那一团邪气、恶气破掉，再驱散开。这里因为有了香附，所以用陈皮就好了。

理气的同时还要养血，不然气顺后一流动起来，血不足也白搭，于是用当归来养血、活血，再用赤芍来凉血，因为乳腺增生是局部的瘀血，有瘀血就会化热，所以用赤芍来化瘀、凉血。

乳腺增生的标是什么呢？西医叫增生，中医叫痰核。如何把这个核消掉呢？朱良春用了白僵蚕、橘核。白僵蚕是什么东西？这是朱良春的独到之处，是他用药的经验总结，他特别善于用虫类药来破身上的瘀滞。虫类药有一股穿透性，特别善于走窜、破瘀，比如蜈蚣、蝎子，疏通全身经络，搜刮风寒湿，把身上的结节、增生、囊肿刺破，揉碎，化开。白僵蚕就是虫类药，它是蚕宝宝的尸体，不是刻意被杀死的蚕宝宝的尸体，是养着养着自然死亡的蚕宝宝的尸体。白僵蚕有一个特殊的本领，就是软坚散结，能够把痰核慢慢消掉。蚕喜欢抬头，所以这个白僵蚕药性是往上走的，能够引药到乳腺。除了白僵蚕，朱良春还用了橘核，就是橘子的核，痰核是核，橘核也是核，用橘核来消痰核，这是很多医家共同的思路。橘核加上荔枝核还可以治疗小儿疝气。

乳腺增生发作时会胀痛，这个痛怎么解决呢？朱良春看中了蜂房。蜂房，就是大黄蜂的窝，有清热解毒、消肿止痛的作用。比如被马蜂蜇了，就可以用蜂房来解毒，再比如风火导致的牙疼，也可以用蜂房治疗。

疏肝理气、活血化瘀、软坚散结、消肿止痛，这就是朱良春大师治疗乳腺增生的思路。文小叔现在借花献佛，把这个消核汤送给大家，愿天下女人解除乳腺之忧、乳腺之痛。另外，这个方子可以与中成药加味逍遥丸一起用，可达到治本的效果。文小叔给很多易生气的女性朋友推荐了这个药，她们用了之后感觉心情好多了。

这个方子一般服用 5 天就会看到效果，一天服用一剂，最多 10 天，如果 10 天没有一点效果，就不要服用了。如果有效果，继续服用，直到乳腺增生消失。

想根治乳腺增生，想一辈子不得乳腺增生，想一辈子不发展成乳腺癌，一定要做到三个字：少生气！这三个字是每个女人都应该遵守的金科玉律。

女性从头到脚有 15 种寒邪，
教你统统赶出去

　　下面，小叔跟大家聊聊如何驱除从头到脚的寒邪。女人天生三分阳虚，邪之所凑，其气必虚。寒邪最喜欢欺负女人了，抗寒是女人一辈子的任务。这篇文章就来教大家从头到脚的驱寒大法。

　　（1）如果头部受寒，会感到头皮发紧，头痛，而且特别怕冷风吹。一味川芎来搞定。川芎辛温，可以发散头部的风寒，又是血中气药，可以上行头面，化头部的瘀血。所以，川芎是头痛圣药，无论什么样的头痛都可以用川芎。如果受寒久了会有瘀血，可以加点丹参。头部受寒的驱寒茶：川芎、丹参各 9 克。

　　（2）鼻子受寒了，怎么办？鼻子受寒最轻微的症状就是先打喷嚏，进一步受寒会流清水鼻涕，再进一步受寒就会出现鼻子不通气，此时一味鹅不食草就可以搞定。鹅不食草 9 克，泡茶喝。鹅不食草有一股辛烈刺鼻的味道，这股特殊的味道专门治疗鼻子的寒邪。

　　（3）嗓子受寒了又该如何呢？寒邪最容易从三个地方进入，一个是鼻子，一个是口，一个是皮毛。寒邪进入嗓子这道关卡后，正邪交战，咽喉向主人发出警报：主人主人，寒邪到嗓子眼了，赶快把寒邪赶出去吧。嗓子受寒轻微的表现就是痒，会呛咳，严重受寒就会痛，这个时候用 9 克的紫苏叶泡茶喝就可以。

（4）脖子受寒了会有怎样的表现呢？脖子僵硬，转动不灵活，自然也怕冷风，也会痛——寒性收引，不通则痛。无论什么样的颈椎病这个药都必须用，葛根 50 克，煮水喝，病情较长的可以用葛根汤方。

（5）肩膀受寒怎么办？很多女人喜欢穿露肩膀的衣服，夏天再被空调一吹，很容易造成寒邪入侵。年轻的时候还扛得住，过了 40 岁，肩周炎就来了。症状表现为肩膀特别怕风，总觉得有一股冷风吹过，慢慢地就会痛。如何驱寒呢？最好的方法就是艾灸，艾灸一个夏天，每隔 3 天艾灸一次，可以断根。

（6）背部受寒与肩部受寒的处理方法一样，刮痧、拔火罐、按摩、艾灸都可以，夏天做就好。

（7）手臂受寒会如何呢？胳膊会冷痛，胳膊屈伸不利，手臂伸不直，可以用同仁堂的小活络丸。

（8）手掌受寒会手指僵硬，早上起来更严重，遇到冷水病情加重，西医称之为雷诺综合征。手指受寒了还会出现冻疮。如何解决呢？当归四逆汤就可以解决。另外教大家一个治疗冻疮的小妙方，把白萝卜皮在火上烤烫，然后涂擦长冻疮的地方，擦一阵儿后再换一块萝卜皮继续涂擦，连续三天冻疮可以治愈。

（9）胃脘部受寒会有怎样的表现呢？人会胃胀、胃痛，尤其是一吃凉的就胃痛，严重的人吹一阵冷风也会胃痛。此时可以用姜枣茶调理，严重的可以用中成药附子理中丸。

（10）腹部受寒又如何呢？腹部是小肠与大肠所在的位置。小肠是吸收的器官，有分清泌浊的功能。小肠受寒，就会出现完谷不化、吃啥拉啥的情况，尤其是寒凉的食物会让症状更严重，腹部冰凉，经常出现水样腹泻。如何解决？用理中丸或者藿香正气水。

（11）小腹受寒又怎样呢？女人的小腹很容易受寒，尤其是很多喜欢穿露脐装的女人，于是寒邪悄无声息地进入，造成宫寒，引起腹泻、痛经，造成子宫肌瘤、卵巢囊肿，甚至无法生育。还有的女人小腹受寒后会造成盆腔积液，总想小便，去了却没有排多少，反反复复跑厕所。有一个中成药专门解决女人小腹受寒，叫作艾附暖宫丸。当然，南怀瑾肚脐贴也可以。

（12）腰部受寒会如何？自然会觉得腰部发凉，腰痛，睡一觉起来腰部僵硬，这是寒湿下沉腰部所致。腰为肾之府，腰部出现受寒症状，一方面要强壮肾阳，用金匮肾气丸；另一方面要用祛湿散寒的方子肾着汤。小叔推荐一个茶疗方：杜仲、怀牛膝各 10 克。

（13）膝盖受寒会如何？膝盖是非常薄弱的地方，没有肉，只有一层皮，寒邪最容易入侵。关节这个地方比较隐蔽，寒邪入侵后躲在里面不容易出来。膝盖受寒会得关节炎。当然有一个"好处"，那就是膝盖是你的天气预报员，只要变天，膝盖会以疼痛的方式告诉你。如何解决呢？买一块护膝。另外，中成药独活寄生丸专门治疗受寒导致的关节炎。

（14）小腿受寒会如何呢？小腿会发冷、抽筋，冬天晚上容易发作，发作起来痛得厉害。小腿受寒经常被医生诊断为缺钙，但吃了很多钙片也无济于事，因为钙片无法祛除小腿的寒气。如何解决这个问题呢？下面这个小妙方帮了不少人：芍药 25 克、甘草 12 克、干姜 6 克、炮附子（附子有毒，需在专业医师指导下使用）6 克。芍药、甘草缓急止痛，舒筋活络；干姜、炮附子温阳驱寒。

（15）脚踝、脚后跟受寒会怎样？会得骨刺，会脚后跟疼。不少中老年人脚后跟有骨质增生，一方面是正气不足，另一方面是受寒，可以用化铁丸泡脚。化铁丸方子：楮实子、威灵仙各 15 克。

　　寒从脚底起，平时要注意保暖，建议每天泡脚。还有的人脚后跟受寒会开裂，夏天没事，一到冬天就开裂，这样的人平时就手脚冰凉。这可不是喝水能解决的，而是阳气不足导致的，至少是阳气无法抵达脚后跟才出现这种情况，不然为什么夏天不开裂呢？所以，治疗冬天受寒发作的脚后跟开裂要补阳气，让脚后跟恢复到夏天的状态。一般的脚后跟开裂可以用泡脚的方式、走路的方式解决，严重一点的可以服用当归四逆汤与金匮肾气丸。

　　从头到脚化寒邪就说到这里了，祝各位身体温暖如春。

大学女生的疑难杂症，
竟是因为"寒湿"作怪

　　朋友把女儿带到小叔家里，说自己女儿得了非常严重的疑难杂症，希望小叔看看，趁着暑假调理调理。原来朋友的女儿在国外读大学，出国之前还好好的，没想到离开两年居然就得了怪病。

　　是什么样的怪病呢？流清口水，隔半个多小时就不由自主地流口水，有时候连她自己都察觉不到，口水都流到肚脐了才发现。自从得了这个怪病，她就不敢与任何人交往，特别怕与人交谈，开始自闭自卑，甚至发展到有退学的想法。

　　我问她流口水的症状持续多久了，她说差不多半年了。她妈妈很奇怪，出国之前还好端端的，怎么会这样。

　　小叔又仔细盘问她在国外的生活习惯与饮食习惯，不问不知道，一问吓一跳，之所以会得这个怪病，全是她自己作出来的。所有伤阳气、伤脾胃，让寒湿附体的行为她都占全了，比如她学国外的同学，经常喝冰镇啤酒，最爱喝冰镇牛奶，还特别爱吃冰激凌，经常生吃各种蔬菜，所有饮食都跟生冷寒凉有关。她说最疯狂的一次，是抱着一大桶冰激凌边吃边追剧，从晚上八点整整吃到十二点，第二天早上突发急性肠胃炎，上吐下泻，去医院挂水三天才稳住病情。

　　女人天性属阴，自带三分寒湿，她还让这么多冰镇食物蚕食自己的阳气，真应了那句话：现在的人不是病于风寒暑湿燥火，而是病于无知。

　　除此之外，她还经常吹空调，经常模仿外国同学穿露腰装，还喜欢吃各种各样的消炎药，一有小病就去药店买。为了保持身材，她经常不吃主食，只吃水果蔬菜。

　　文小叔听了，倒吸一口凉气，仿佛感受到了面前这个女孩身上的寒气。如此折腾自己，再强壮的身体也吃不消。

　　其实出国之前她并没有这些习惯，因为父母管得严，生活作息、饮食都很规律，很少吃冰激凌这些寒凉食品。万万想不到，留学两年竟然发生如此翻天覆地的变化。

　　女孩很不解，她问："为什么我的同学跟我一样吃这些东西，她们没事呢？"说完，她还用纸巾擦了一下马上就要流出来的口水。

　　文小叔说："你为什么要跟外国人比呢？人与人是不同的，东方人与西方人体质也是不同的。我们要跟自己比，现在的你明显比以前的你身体差很多，你这个病就是这样吃出来的。"

　　《黄帝内经》早在两千多年前就告诉我们了：诸病水液，澄澈清冷，皆属于寒。也就是说，身体上任何部位流出来的体液，只要是量多且清稀如水的，都是身体寒湿造成的，包括清水鼻涕、清冷的汗水、男子清稀如水的精液、女子清稀如水的白带等。

　　脾又开窍于口，脾的液就是口水，所以流清口水就是中焦脾胃太寒湿了，脾阳虚，脾气虚了。当务之急应该把脾胃从冬天的状态恢复到春天的状态。

　　文小叔又对朋友的女儿说："估计你还有流清鼻涕的症状；白带也多，如水一样；有时还会尿频，小便清长，冬天起夜次数多。你还有消化不良的症状，吃生冷寒凉会腹泻，甚至吃水果也会腹泻。你还会有痛经，手脚冰凉……"

女孩苍白的脸上露出惊讶的表情，不好意思地点了点头："都被你说中了……"

朋友迫不及待地说："现在最愁的就是她流口水，一个大姑娘太不雅观了，她现在很自卑，把自己关在房间里不出门，我费了老大劲才把她带到你这里的。再这样发展下去，她都快得抑郁症了，学业和人生都废了。我也快被逼疯了。"

文小叔淡定地一字一顿地问朋友的女儿："你想不想治好你这流口水的毛病？"

她点了点头。

文小叔郑重其事地说："那你必须要答应我一个条件，我才会给你调理。"

她有点犹豫不决，朋友着急了，推了推女儿："快答应，都是为你好。"

她这才抬起头来："什么条件？"说完又转过身去用纸巾擦了擦口水。

文小叔说："水果、牛奶、可乐、啤酒、奶茶、甜品、糕点全部戒掉，杜绝所有与冰镇有关的食物，必须吃温热的食物。每天保持一个小时的运动，不要剧烈，快步走即可。"

这似乎对她来说是一件非常艰难的事情，要忍痛割爱。她反问了一句："如果都戒掉了，人生不就没什么乐趣了？"

朋友马上回答："如果健康都没了，你还有什么乐趣？"

文小叔微笑着说："你好好考虑考虑，考虑明白了，我就给你推荐一个方子，保证你最快半年不再流口水，恢复正常人的生活。"

沉默许久，她终于点了点头。

于是小叔推荐了解郁理中汤：

香附9克，郁金9克，木香9克，砂仁9克，陈皮9克，人参9克，白术15克，干姜15克，炙甘草9克。

这个方子以张仲景的理中汤打底，加入疏肝解郁、行气化痰开胃的药，一起来温中健脾、祛湿散寒，扫清脾胃中的寒湿。

香附与郁金解决肝气不舒的问题，这个病已经造成她一定程度的抑郁了，肝气不舒就会克制脾胃，让本来就不好的脾胃更加糟糕，所以加入疏肝理气的药。

脾胃寒湿会导致胃口不好，又因为肝气不舒，会进一步影响胃口，所以木香与砂仁主要是帮助她打开胃口。如果饭都吃不下，就别指望着身体好起来。有胃气则生，无胃气则死。

陈皮可以帮助香附、郁金疏肝理气，又可以帮助木香、砂仁健脾开胃，还可以燥湿化痰。中焦脾胃寒湿不仅会导致流清口水，还会有白痰，她就是每天早上起来都要吐几口白痰，陈皮刚好可以化痰。

接下来的四味药就是张仲景的理中汤了，专门针对脾胃虚寒打造。人参大补脾气；白术健脾，加强脾胃的运化水湿的能力；干姜则是理中汤的灵魂所在，专门对付中焦脾胃的寒邪，让暖流涌遍全身，对于经常吃冰镇食物的冷女人来说，干姜就像为冰凉的肠胃制造出的一个太阳，瞬间阳光普照，阴霾散去。

朋友的女儿服用这个方子10天就见效了，流口水的次数大大减少，这给了她很大的信心。只是她管不住自己的嘴，有一次外出偷偷买冰激凌吃，以为偶尔吃一次没事，结果流口水又加重了。接着她又服用了一个月的药，基本上不流口水了，但没有完全断根，又加之最后一点残余的病邪最难赶出去，她开始懈怠了，也实在受不了汤药的苦，偷偷把汤药倒进了马桶。

于是，病情基本上处于停滞状态。朋友知道了这事，大动肝火，哭着把女儿一顿痛骂。女儿终于知道错了，抱着母亲大哭，发誓说以后一定好好吃药，再也不任性，再也不伤母亲的心了。

可是，暑假结束，马上又要去国外了，这可怎么办？在国外买不到中药材，怎么熬中药呢？于是朋友又着急忙慌找到小叔。小叔说："这个不难，买两个中成药来代替这个方子，一个是木香顺气丸，一个是理中丸，中成药效果虽然慢一些，但也是不错的。最主要的一点，一定叮嘱你女儿，到了国外绝对不能再贪吃生冷寒凉的食物了。"

女孩回到学校，携带了一大包中成药，吃一个月休息一个月，就这样调理了八个月，困扰她流口水的怪病终于痊愈。她自拍一张照片发给朋友，朋友又发给我，只见她脸色红润许多，指甲上的月牙也长出来了。

从此以后，她成了中医文化的大使，成了中医最好的宣传员，只要见到他人大口大口吃冰激凌，她都会好言相劝，并以自身的真实经历告诉他们，不要贪吃冷饮，不然后果真的很严重。

管中窥豹。试问，现在有多少女人是这样的呢？不把自己的身体、脾胃当回事，只图嘴巴畅快，将来落一身疾病，又四处寻医。希望大家吸取教训，从现在起，少吃生冷寒凉！智慧的人让食物来暖身体，无知的人让身体去暖冷物。

真是冷言冷语说不得，冷饮冷食吃不得。

感染了 HPV 别慌，这个方子帮你灭掉

宫颈癌是让现在很多女性谈之色变的一种疾病。很多读者想知道，中医有没有方子针对 HPV（人乳头瘤病毒）感染呢？有。其实很早之前小叔就想聊聊这个方子了，至少在小叔这里，有两位读者用了这个方子后转阴了。

其中有一位妈妈，不是她自己感染了 HPV，而是她 26 岁的女儿。这无异于晴天霹雳，女儿瞬间崩溃，整天茶饭不思，郁郁寡欢。做妈妈的更是心急如焚，孩子年纪轻轻的怎么就感染了 HPV 呢？于是妈妈开始在网上求医问药，偶然看到小叔的公众号，就抱着侥幸的心理留言了。小叔把这个方子推荐给了她。过了一段时间，这位妈妈留言反馈这个方子特别好，女儿用了一个月，避开经期后去医院检查，医生很惊讶地告诉母女俩，成功转阴了。

其实很多人身体里都有 HPV，只是不知道而已，过一段时间就被自身的免疫力消灭了。而一旦检查出感染，加之媒体的过度渲染，那感觉堪比下地狱。未来的某一年可能会得宫颈癌，这种忧虑如时刻悬在脖子上的一把剑，太难受了。人最怕的不是已经确定的灾难，最怕的是不确定性，这种不确定性才最折磨人。

　　小叔有一位 30 多岁的读者，被筛查出 HPV 感染，当时她就崩溃了，接下来的日子度日如年，觉得自己马上要死了，工作也干不下去，干脆辞职在家，浑浑噩噩地过日子。过了不久，她又去筛查，病毒竟然不翼而飞，就像从没来过一样。更奇怪的是，这段时间她啥药也没吃，怎么突然就没了呢？到底是身体消灭了 HPV，还是当时检查有误，至今是一个谜。

　　文小叔想说的是，我们的身体里充满了细菌与病毒，如果只盯着细菌、病毒，那我们的身体永远是病态的。

　　言归正传，小叔现在把调理的方子分享出来，希望能够解除广大女同胞对 HPV 的恐惧与担忧。这个方子叫作甘露消毒饮：

　　滑石 30 克，茵陈 20 克，木通 10 克，连翘 8 克，黄芩 20 克，川贝母 10 克，射干 8 克，藿香 8 克，薄荷 8 克，石菖蒲 12 克，白豆蔻 8 克。

　　这个方子是怎么把 HPV 赶跑的呢？是把 HPV 杀死了吗？没有。这个方子不能杀死任何细菌与病毒，它不是抗生素，也不是疫苗。它是通过改变身体的内部环境，让身体里没有适合 HPV 生存的地方，从而让 HPV 自己主动离开身体的。这种治疗的方法才是最根本也是最彻底的，不然杀死一个病毒，会有千千万万个病毒卷土重来。

　　HPV 最喜欢什么样的环境呢？又湿又热，再加一点痰，这样的环境最适合 HPV 安营扎寨。细菌、病毒喜欢在潮湿的环境肆无忌惮。我们可以观察一下，为什么夏天的食物容易长霉？为什么潮湿的环境容易长苔藓？为什么潮湿的木头容易长蘑菇？如果想明白了这一点，就知道如何去调理 HPV 感染了——让我们的身体恢复到清清爽爽的状态，把湿气去掉，把痰化掉，把热清理掉，让 HPV 失去生存的环境。

甘露消毒饮就是基于以上思路把 HPV 赶跑的。

我们来分析一下甘露消毒饮组方思路，很明显，第一步就是祛湿，用了滑石、茵陈、木通三味药。滑石，一听名字，就知道这味药有一种爽滑的个性，可以让尿道滑利，让湿浊更容易排出去。滑石还可以把身体的污浊之物，比如大家都害怕的结石滑出去，这味药一用上，结石就像坐滑梯一样轻轻松松滑出尿道。

茵陈利水的作用很强大，是退黄疸最厉害的药。黄疸最大的原因就是湿热，无论是阴黄还是阳黄，茵陈都可以用上。茵陈稍稍有些寒凉，所以不仅可以利湿，还可以清热。

木通，通利三焦水道，一边疏通水道，一边利水。需要指出的是，关于"木通有致癌物质马兜铃"中的马兜铃仅存在于关木通里，关木通已经被禁用了，这里用的是川木通。现在所有含有木通的中成药都是川木通。

身体里的湿气待久了，就会郁而化热。如果本身还有热邪的话，那湿热就更加缠绵了。湿热交织在一起，就像夏天的桑拿天，是细菌、病毒、真菌的最爱。所以还要清热解毒，这里用了最常见的两味药，连翘与黄芩。

湿热越久就越容易生痰，有了痰的加入，身体更加黏腻不爽了。怪病多由痰作怪，痰湿会进一步阻碍身体气机的运行，让正气更加懈怠，正气一罢工，外邪就不容易祛除，等于边疆没有卫兵的守卫，细菌、病毒蜂拥而至。所以，还要顺带化痰，这里用了射干与贝母。肺为贮痰之器，射干可以清肺热，把肺里面的痰热化掉，同时清利咽喉，对咽喉的红肿热痛很有效果。贝母是化痰神器，贝母有浙贝母与川贝母之分，这里用了川贝母。其实也可以用浙贝母，川贝母太贵了。

最后四味药是有深意的，这四味药有一个共同的特点，那就是有一股芳香。中医认为芳香可以化湿，芳香的药最大的妙用就是清理身体污浊不堪的东西，而细菌、病毒之类的就是污浊不堪的东西，它们最不喜芳香之物了，就好比冰箱里放一个洋葱或者大蒜，食物就不容易腐坏。同时芳香的药还可以醒脾健脾，脾最喜欢香了，一闻到香就精神抖擞，焕发出无限活力，给身体干活儿。干啥活儿呢？祛湿。要知道诸湿肿满皆属于脾，如果脾倦怠了、懒惰了，运化能力就会减弱，身体的湿气就会越聚越多。所以，祛湿一定不能忘记健脾。藿香、薄荷、石菖蒲、白豆蔻，既解决湿气的标，又解决湿气的来源。芳香的药都有一股升散之性，容易把湿气散掉。藿香与薄荷还可以解表，把毛孔打开，让湿气从体表排出去。一件湿漉漉的衣服是摊开来容易散掉湿气，还是任其堆在那里容易散掉湿气呢？不言而喻。

这个方子是清朝名医叶天士的。叶天士何许人也？他被尊为"天医"。有读者留言说，小叔的文章真乃甘露也。叶天士再送一碗甘露给大家，HPV感染的读者请喝下这碗甘露。当你的身体变得纯净清爽之时，HPV躲你还来不及。

温馨提醒，这个方子有中成药，叫作甘露消毒丸。不方便熬药的人可以服用中成药，不过起效慢一些。

宫颈糜烂伴随湿热下注或患有霉菌性阴道炎的女性也可以用这个方子。

最后记住一点，戒掉肥甘厚味，例如奶茶、巧克力及麻辣火锅等食物。

第三章

聊聊子宫和月经

在经期生气，身体的气机就会紊乱，从而出现气滞，气滞就会血瘀，肝气不舒型痛经就是这样来的。

03

提前来、迟来、来了不走……
月经能安分点不

这是一篇专为女同胞们写的文章，却是写给男同胞们看的！

一些男人总抱怨女人是麻烦的动物，是女人存心要找麻烦吗？非也，非也！是因为每个月都有一件麻烦的事情使得女同胞们不得不麻烦起来，那就是月经。

河南一位网名叫阿牛的小伙子，还不到 18 岁，有一天给文小叔打来电话，叫嚷着救命，说他妈妈的月经来了，妈妈喋喋不休，没完没了地发火。好在阿牛懂点中医，不然处于青春期的他不与妈妈吵起来才怪，但耳朵根子也实在受不了，于是打电话给文小叔请教有什么方法能够让妈妈安静下来。

阿牛问："文小叔，女人为什么会有月经呢？"

文小叔答："关于月经这件事，《黄帝内经》说得很清楚了。女子以七为单位，二七十四岁的时候，天癸至。其实啊，这月经就是女子肾气充盈、气血充盈的结果。"

一提到月经，不仅男同胞们皱眉头，连女同胞们自己也皱眉头，要是月经正常也就罢了，如果出点乱子，比如伴随月经长痘痘、肚子痛、没食欲，或者有血块，或者月经该来的时候不来、不该来的时候偏来，或者月经姗姗来迟、淋漓不尽迟迟不走……可就苦不堪言了。

月经真有那么不堪吗？月经最大的好处就是打通经络，让气血更加流畅，让五脏六腑的毒通过月经排出去。来一次月经就等于给家里做一次大扫除，大扫除的时候当然累了，但大扫除之后整个人都神清气爽了。所以，亲爱的女同胞们，不要讨厌月经。

阿牛若有所思地问："文小叔，不管月经正常不正常，那几天她们总是莫名其妙的心情不好，芝麻大的小事搞得一整天不开心。这又是为什么呢？"

文小叔打趣道："这都是月亮惹的祸！"

阿牛云里雾里："月亮惹的祸？小叔你别蒙我。"

文小叔笑道："对呀，不然干吗叫月经不叫日经呢。"

开个玩笑。都知道女同胞们来月经时容易火大，但为什么火大？且听文小叔慢慢道来。

女性没有来月经的时候，就相当于月亮又圆又亮又大，她会觉得这个世界特别美好，一切都很顺心。她来月经的时候，相当于月亮缺了好大一块，她会觉得世界好黑暗。当然，这是个比喻。从身体上来说，女同胞们这个时候的血是往下走的，而气却没有往下走，是往上浮的。本来气血相当，非常和睦，一下子血少了那么多，气就有余了，气有余便是火。所以，这个时候她们就会上火，易生气烦躁，有的女同胞一来月经就冒痘痘。

当然并非所有的女同胞们都会如此，先天肾气好的人，即使月经来了也不会乱发脾气，因为她沉得住气，这气往哪里沉呢？沉在丹田里。平日里心浮气躁的人，一来月经更心浮气躁。

阿牛问："有没有方法缓解呢？我好告诉我妈妈。"

当然有。平常要注意调肝养血，女子以肝为先天、以血为先天，养肝养血是女人一辈子的事情。血足了，气就不会到处乱窜。月经来时，可以按摩肝经原穴太冲，拍打胆经，吃点逍遥丸，泡枸杞菊花茶等，都能帮助身体清肝火。缓解经期情志紊乱最好的中成药就是逍遥丸。如果上火的症状重，可以用加味逍遥丸。

写到这儿，文小叔要专门提醒男同胞，女人的一辈子真的很不容易，月经来的时候一定要体谅她，不要与她吵架，她说什么你就听着，不要当真，不要计较，因为她们此时说的话完全不走心，情绪失控使然。聪明的男人此时应该懂得以柔克刚。如果恰恰此时你也心烦气躁与她吵起来了怎么办呢？那就吵彻底一些，最好把她气哭，她一哭，肺气就上来了，就克制住了肝火，这叫金克木，于是她心情也就平静了。最怕什么呢？最怕有一种男人，吵到一半摔门而去，等他回来一看大吃一惊，屋子里一片狼藉，花瓶碎了，茶杯也碎了，这都是女人发泄的后果。

月经来了情绪不稳倒是其次，更让女同胞烦恼的是，月经该来的时候不来，这叫闭经。

闭经是有一定条件的，正常女子半年不来月经才叫闭经。

为什么会出现闭经呢？看看满足月经准时报到的两大条件就明白了：一个条件是气血充足，另一个条件是经络通畅——主要是任冲二脉。

气血不足了怎么办？好好养脾胃，好好补血。养脾胃吃什么？喝小米山药粥。补血喝什么？四物汤。现有中成药四物合剂，服用比较方便。

经络不通了又怎么办？活血化瘀。四物汤加桃仁、红花称为桃红四物汤，也可以活血化瘀，如果严重的话就用少腹逐瘀颗粒，药店有卖。

还没准备好，月经提前一周以上就来了，这叫月经先期。

为什么月经会提前来？因为月经急躁。为什么会急躁？因为阴虚血热。血一热就会躁动不安，就想到处走走看看，最好能找一个凉快的地方乘凉，于是就心急火燎地出来了。

血热就会妄行，血热怎么办？还用四物汤，用生地代替熟地，生地是凉血的，还可以炖莲藕排骨汤喝，还可以用芦根煮水喝。想吃药的话就用月经先期片。

月经提前到来还有一个原因：月经的主人不管事了。月经的主人是谁？月经是血，月经的主人是气，气为血之帅。因为有气管着，血才会乖乖地待着。现在气虚了，月经就不安分起来了。

气虚有脾气虚，也有肾气虚，不过大多数人都是脾肾双虚。女金胶囊可以调理脾肾气虚。

已经做好了充分的准备，可月经整整迟到一周以上才来，这叫月经错后。

月经为什么迟到？而且一迟到就是一周以上。月经面色苍白、有气无力地说："主人，不要怪我，因为我实在太虚弱了，走不快。"血虚会导致血流动缓慢。当然，还有肾虚，肾主生殖，肾气不足也没有力气推动血的运行，走得也会慢。吃什么？十全大补丸，血虚、肾虚，它都可以搞定。

月经一会儿先到，一会儿迟来，简直琢磨不透它的脾气，这叫月经错乱。

为什么会错乱？为什么没有规律？想想最没有规律的是什么？对，就是我们的情绪。这会儿风和日丽，过一会儿就乌云密布、狂风四起了。五脏当中主宰情绪的脏腑是啥？就是肝！月经没有规律其实是肝出了问题。肝主一身的气机。今天心情很平静，月经准时来；明天突然变兴奋了，月经提前来；后天又郁闷了，月经推迟来。这种情况吃什么好呢？可以试试吃逍遥丸。

月经来是来了，但是量少得可怜，还有血块，而且迟迟不走，心塞。

月经紧赶慢赶用尽最后一丝力气终于按时赶到了，不过你别嫌少，量就这么点儿。月经量取决于你自身的气血情况，气血不足，自然量就少。

还有血块是怎么回事？这是因为身体里有瘀血、死血，通过月经排出来了。看到血块先别着急，应该开心才对，这瘀血能够排出来是好事，留在身体里以后会有大麻烦。有瘀血怎么办？不妨试试三七粉、桃红四物汤、血府逐瘀汤。

月经来了不走又是怎么回事？我们要知道一个人每次月经量是相对固定的，这只能跟自己比，不能跟别人比。每次月经量少，没有排完，当然要多排几天。所以不用担心，多排几天就多排几天吧。可是每天都要排一点点，拖拖拉拉的，真烦人。这是脾统血的功能出问题了，此时可以试试归脾丸或补中益气丸。

月经把我折磨得痛不欲生，疼得只能在床上打滚，这叫痛经。

每当痛经发作的时候，女人都暗暗发誓，下辈子再也不做女人了。是的，痛经，只有痛过的人才懂。

痛经分两种情况，一种是实证，一般发生在月经来之前或者月经来时，这种痛非常剧烈，痛起来真是要人命，不能按压小腹。痛则不通，这种痛经通常是血虚寒凝导致的，可以用少腹逐瘀颗粒。还有一种是虚证，通常发生在月经走了之后，绵绵作痛，按压小腹有所缓解，喜欢用热水袋敷。这种情况可以用艾附暖宫丸。

文小叔温馨提醒，月经来临之前切记不要吃生冷之物。

月经不安分？
用傅青主的这些方子就对了

月经，是女性朋友关注的头等问题，女科名家傅青主自然不会放过这个领域，他胆大心细，在调理月经方面不走寻常路，独树一帜，贡献出了好多名方、验方。

困扰中国女人的三大月经问题是什么？是月经提前、月经推后、月经紊乱。

好，现在我们就看傅青主如何搞定这三大问题。

第一个问题——月经提前，提前一周以上才算是月经提前，如果仅仅提前两三天，无妨，不用担心，你没病。

月经提前又分两种情况。第一种是不仅提前，量还很大，像突来的洪水，很吓人。这样的人可能还伴随以下表现：便秘比较严重，是那种热秘，大便干结；不喜欢喝热水，看见凉水就忍不住想喝；身体比较结实，经常面红耳赤，性格有点像女汉子；小便发黄甚至发红，短小。以上说明热象比较严重。

傅青主思考了很久，也观察了很多这样的患者，终于得出一个结论：这是肾中水火都过于旺盛引起的，而多数医家认为仅仅是血热引发的。什么叫肾中水火呢？水属阴，火属阳，肾中水火就是肾阴、肾阳。

也就是说，傅青主认为肾阴、肾阳都超出了正常值才会导致月经提前。怎么理解这个概念呢？比如正常人肾阳是 5 分，肾阴也是 5 分，阴阳平衡。现在肾阳 7 分，肾阴 6 分，都超出了正常值 5 分，于是就出现了水火都多的状况。火太旺则血热，水太旺则血多。

弄清楚原因，傅青主就开始开方子了，他开出的方子叫清经散：

丹皮 9 克，地骨皮 15 克，白芍 9 克（酒炒），大熟地 9 克（九蒸），青蒿 6 克，白茯苓 3 克，黄柏 1.5 克（盐水浸炒）。

不是火太旺吗？用丹皮、地骨皮、白芍来灭火凉血。不是水太多吗？用白茯苓、黄柏来开闸泄洪。然后顺带用熟地滋阴补肾，加强正气。这是月经提前的第一种情况。

第二种情况是什么呢？也是月经提前，但是月经量很少，同时还伴随着一些阴虚的症状，比如失眠多梦、入睡困难、盗汗，发低烧、五心烦热等。五心是哪五心呢？两只手，两只脚，还有一个心脏。这些是典型的阴虚内热，因为阴不足，阳多了就会躁动，一躁动月经就提前来了，所以只要滋补肾阴就可。傅青主给出的方子是两地汤：

大生地 30 克（酒炒），元参 30 克，白芍药 15 克（酒炒），麦冬肉 15 克，地骨皮 9 克，阿胶 9 克。

现在我们来解决第二个问题——月经推后。同样，推后七天以上才叫月经推后。

对于月经推后，我们多数人认为是血虚导致的，因为血少了，运行缓慢，自然就来得慢。

但是，傅青主认为月经推后绝不仅是血虚，还有血寒，也就是说血中阳气不足，无法推动血的运行。血得温则行，遇寒则凝。血脉中阳气不足、寒气太盛，血自然流动得缓慢，只能姗姗来迟。所以，对于月经推后不仅要补血更要补阳气，如果不补阳气只补血，后果会更严重。

基于以上的认识，傅青主开出了温经摄血汤：

大熟地 30 克（九蒸），白芍 30 克（酒炒），川芎 15 克（酒炒），白术 15 克（土炒），柴胡 1.5 克，五味子 0.9 克，续断 3 克，肉桂 1.5 克（去粗皮，研）。

温经摄血汤，顾名思义，就是先让经络和血脉温暖起来，然后再补血。这个方子用补血第一方四物汤中的熟地、白芍、川芎来活血化瘀，然后用白术来健脾、温脾，用柴胡舒肝，让肝经经络畅通，再用续断补肾，最后用肉桂补肾阳。

这个方子只要用上三天就会见到效果，如果气虚之人可以加点人参，三五克就足够。

最后一个问题——月经无规律，一会儿准时，一会儿提前，一会儿推后，跟躲猫猫一样，根本摸不着它的脾气。假如这个月事事顺利，心情不错，月经就如期而至；下个月闷闷不乐，郁郁寡欢，任你望穿秋水，它也迟迟不来；再下个月经常发火，它却突然前来，打你个措手不及。这种种情况，傅青主都认为是肝气郁结造成的，要想让月经定期而来，必须调肝、养肝、舒肝，他开出的方子是定经汤：

菟丝子 30 克（酒炒），白芍 30 克（酒炒），当归 30 克（酒洗），大熟地 15 克（九蒸），山药 15 克，白茯苓 9 克，芥穗 6 克（炒黑），柴胡 15 克。

　　这个方子重用柴胡疏肝理气，用白芍柔肝，用当归补肝血，肝的问题就解决了。再来解决肾的问题，肝肾同源，肾属水，肝属木，水生木，肾是肝之母，儿子不好，必然会累及妈妈。肾水是月经的来源，所以用熟地、菟丝子来补肾。最后用茯苓来健脾补脾，脾胃是气血生化之源，脾胃好了，气血才会源源不断，月经才能准时来。

傅青主的四个方子，
专门应对女人最怕的这种痛

大多数女人都经历过一种痛，对这种痛刻骨铭心，它就是痛经。

这篇文章教女性朋友们如何从根上调理痛经。

有一回高木木突然打电话给小叔，声音有气无力："哥，我肚子好痛……"

小叔问她是不是痛经，她说是。

小叔又问："怎么好端端地突然痛经呢？我记得上次你痛经发作好像是一年前的事了。"

高木木忍着疼痛说明了事情的来龙去脉，原来她不仅喝了冰镇奶，还吃了两根香蕉，吃完没多久肚子就痛了，剧痛无比，感觉有一股寒气从肚子里散发出来。

小叔说："跟你说了多少次，你脾胃虚寒，不要喝寒凉的东西，而且香蕉也是寒凉的，这不是寒上加寒吗？你的痛经就是受寒引起的。血得温则行，得寒则凝，胞宫是血海，受寒凝滞，不通则痛啊。"

高木木可怜兮兮地问："那现在怎么办？"

小叔说："你楼下的院子里不是有野生艾草吗，煮一碗热气腾腾的艾叶生姜红糖水就可以解决了。艾叶可以温经通络，可以暖宫，是专为女人而生的纯阳之草，生姜可以解表散寒，红糖可以补血。这个简单的食疗方相当于中成药艾附暖宫丸。艾附暖宫丸是专门用来调理受寒导致的痛经、闭经的。"

高木木一边接电话一边下楼来到院子里，小叔又嘱托她，煮艾叶生姜红糖水的时候，用暖宝宝暖一下肚子也可以缓解痛经。

大约一个小时后，高木木发来微信："哥，这艾叶生姜红糖水太神奇了，喝了一碗肚子就不痛了，止痛药也没有这么快。而且味道不错，我很喜欢喝，感觉胃暖暖的，肚子也暖暖的。"

文小叔说："中医治病只要对症，其实一点也不慢，这叫覆杯而愈——喝完汤药，汤杯刚刚放在桌子上，病就好了。"

这是第一种痛经——受寒引发的，叫寒凝血瘀。这种痛经的特点是经期前或者经期中发作，小肚子冷痛，用暖宝宝或者热毛巾暖一下，症状就能得以减轻。这种受寒导致的痛经就服用艾叶生姜红糖水或者中成药艾附暖宫丸，或者说，一切可以让你小肚子温暖起来的方法都可以用。

又有一次，高木木的痛经发作得更厉害，还不能按小腹，一按更痛。因为有上次的经验，高木木为了不让小叔担心，自作主张去楼下院子采了艾草熬了一碗艾叶生姜红糖水喝，原本以为一碗下肚，症状会像上次那样消失得无影无踪，不料不但没减轻，症状反而加重了，痛得在床上打滚。逼不得已，高木木只好求助文小叔："哥，为什么喝了艾叶生姜红糖水，肚子还这么痛啊？"

文小叔细问之下得知，这次发作的原因和上次完全不一样，上次是因为喝了冰镇牛奶、吃了香蕉，但这次既没吃寒凉的东西，也没着凉，而且喝了艾叶生姜红糖水痛经也没有缓解，说明不是受寒引起的。原来，高木木在酒店上班，一位同事嫉妒她，暗地里去领班那里说她的坏话，没想到领班和高木木关系不错，把这些话告诉了她。高木木强装笑脸，但心里气得不行。女子月经期间有一个生理特点：气浮于上，血虚于下，容易烦躁，看谁都不顺眼，更别说有人故意惹事了。但是在上班期间，大庭广众之下她也不好发作，只好把气闷在心里。就这样闷了一天，下班回到家没多久痛经就发作了。

文小叔问："你除了痛经，是不是还有头痛、胸胁胀痛，或者胸闷、乳房胀痛的症状？"

高木木说："头痛有一点，胸闷比较严重，总想拍拍胸口，长舒一口气，乳房胀痛倒是没有。不过感觉这次的肚子痛和以前不一样，以前是冷痛，现在是胀痛。"

文小叔说："之所以胀痛，就是气堵在了那里。这是肝气郁结，气滞血瘀导致的痛经。同事说你坏话，你受了一肚子气，这气疏散不开，气滞则血瘀，气血无法运行，自然会出现不通则痛的状况。"

高木木说："难怪我喝艾叶生姜红糖水没有效，那该吃点什么呢？"

文小叔说："你抽屉里不是经常备着加味逍遥丸吗？赶紧吃点，一会儿就好。这加味逍遥丸可以疏肝理气，是妇科要药。吃完药再敲打一下胆经，按摩一下太冲穴。敲打胆经，可以舒肝利胆，让肝胆之气顺畅；按摩太冲穴，可以让郁结的肝气找到一个发泄的出口，太冲穴就是肝经的原穴，按一按它，头就不会痛了，胸闷也会缓解，还能降血压呢，是天然版的加味逍遥丸。"高木木按小叔的话去做了，很快痛经就得到了缓解。

这是第二种类型的痛经——生气导致的痛经，叫气滞血瘀，需疏肝理气、活血化瘀，用加味逍遥丸就好。女人容易生气，月经期间更容易生气，这种类型的痛经还是很常见的，不要以为痛经只是受寒导致的。这种痛经特点就是胀痛，气胀着痛，也是发作于经期或者经前。

高木木又问："哥，痛经还有没有其他的类型啊？全告诉我吧，不然下次遇到又要吃错药了。"

文小叔说："当然有啊。第三种痛经也是不通则痛，不过遇到这种类型的人不多。这是什么导致的不通呢？不是气滞，也不是寒凝，而是——"

高木木迫不及待地问："而是什么？"

文小叔道："一种叫湿热的邪气堵住了经络血脉。湿热的女人很少，女人多为寒湿，但也不是绝对没有。湿热瘀阻导致的痛经有什么特点呢？就是经血多，比较黏稠；白带异常，颜色黄绿；小便也发黄，舌苔也黄。这种痛经的感觉有一种灼热感，同样不能按小腹。"

高木木问："那这种痛经怎么治疗呢？"

文小叔说："用傅青主的易黄汤。"

易黄汤治疗白带发黄效果比较好，很多女性可以用：

炒山药30克，炒芡实30克，黄柏6克（盐水炒），车前子3克（酒炒），白果10枚。

脾是湿气的来源，用山药来补脾。芡实补肾，加强肾的固涩能力，直接止住过多的白带。黄柏和车前子这两味药可是清理下焦湿热的高手。黄柏与苍术合在一起就是二妙丸，专门用来治疗湿热下注导致的各种疾病。

高木木打破砂锅问到底："哥，痛经就这三种吗？还有没有别的？"

文小叔说："还有第四种，不过这种痛经，很多人不认为是痛经，因为它不怎么痛，只是隐隐作痛，完全可以忍受，也就不怎么管它了。而且这种痛经是在月经结束后才发作的，腹痛绵绵，有时候还连着腰痛，总是忍不住想去按摩一下，按一按就舒服一些。这是一种虚证，前面三种都是实证。这种虚证型痛经通常是由脾肾两虚、气血亏虚导致的，可以服用八珍益母丸。"

高木木叹一口气，道："想不到一个小小的痛经还有这么多种，虽然你现在告诉我了，但以后遇到了估计还是很难分辨清楚。"

文小叔道："痛经发作时一定要先辨清寒热虚实，这是重中之重，切不可一痛经就吃止痛药。止痛药副作用多，人会有依赖性，这次吃一片，下次可能要吃两片，时间久了，就算吃止痛药也不管用了。另外它并不解决痛经的根本问题，只是掩耳盗铃，麻痹痛感神经。"

高木木附和道："是啊，我身边好多朋友痛经时都吃止痛药。可是，到底怎样才能知道自己的痛经是虚还是实，是寒还是热呢？"

文小叔细细道来："一般来说，痛经发作在经期或者经前属于实，发作在月经后属于虚；胀痛剧痛属于实，隐隐作痛属于虚；不能按的属于实，按后能缓解的属于虚；感到小肚子发凉的属于寒，感到小肚子灼热的属于热；用暖宝宝暖一下症状减轻的属于寒，用暖宝宝暖一下症状加重的属于热。"

最后，我们再来回顾一下四种痛经的治疗方法。

寒凝血瘀痛经：艾叶生姜红糖水，中成药艾附暖宫丸；

气滞血瘀痛经：加味逍遥丸，敲打胆经，按摩太冲穴；

湿热瘀阻痛经：易黄汤；

气血亏虚、脾肾双虚痛经：八珍益母丸。

有了这四个方子，女人的痛经基本上再也不用愁了！

经期最不应该做的七件事

第一件：过度劳累

即便月经正常的女性，在经期也是一个相对虚弱的状态，民间有"经期是小月子"的说法。生产时，女人会一次性消耗大量的气血，所以要坐月子，经期虽然没有一次性大出血，但是每天都在消耗气血。经期的好处是帮助身体排毒，尤其是血毒，然而排毒是需要消耗气血的，这就好比用干净的水冲刷污浊的水沟，血毒被排出去的同时，一定数量的健康血液也随着排出去了。

所以，处于相对虚弱的经期时，尤其是血虚的女人，千万不要过度劳累，干体力活儿、熬夜加班、长途跋涉、健身等都要避免。如果经期经常处于疲惫状态，就会导致月经量少或者闭经。

第二件：吃寒凉生冷的食物

寒凉生冷的食物平时就应该少吃，经期更应该禁止，为什么？因为寒则收引，寒则凝滞。经期是一个气血往下走的状态，寒凉的食物会导致气血运行缓慢甚至凝滞，这就好比冬天的河水流动变慢甚至结冰。身体的气血运行缓慢甚至凝滞了，还怎么畅快地排毒？身体里的血毒排不出去，长期停留在子宫里，就可能形成子宫肌瘤、卵巢囊肿。

第三件：不注意保暖

原理同上，这里重点聊聊如何保暖。

吹空调一定要谨慎，不是不能吹，是不能过度吹，不对着空调直吹。睡觉的时候最好把空调关掉，或者卧室不要安装空调，客厅里装空调，让客厅里的冷风慢慢流进卧室。这样，既避免了空调直吹带来的危害，又享受了空调带来的凉爽。空调吹出来的风，中医叫作"虚贼邪风"，对于虚贼邪风，我们一定要"避之有时"。

不要穿过于暴露的服装，尤其是绝对不要穿露脐装，即便是夏天也不要穿。肚脐是非常重要的穴位，叫神阙穴，风邪会直接从神阙穴进入身体，抵达子宫，处于经期的你就会痛经，长此以往还会闭经，甚至导致严重的宫寒，造成无法生育的后果。就算是不怕冷的小孩子，在炎热的夏天，有经验的大人也要给孩子穿一个肚兜，就是为了防止虚贼邪风从孩子的肚脐进去。

再聊聊洗头、洗澡这件事。经期到底能不能洗头、洗澡？这个问题困扰了很多女人，众说纷纭，争论不休。其实何须争论，自己的身体就是最好的说明。也许别人洗头、洗澡没有问题，你洗头、洗澡就会导致月经量少，那就不洗或者少洗。在经期，就算能洗头、洗澡，也绝对不能过于频繁，更不能用冷水，洗完一定要及时吹干，不要着凉。频繁地洗头会把大量的气血引入头部，与经期身体气血运行规律不符。洗澡会消耗气血，而月经本来就是一件消耗气血的事，你就别在这个时候与身体争夺气血了。

同理，不要在经期去游泳，更不要去冬泳。

第四件：服用活血止血、偏性过大的药

经期到底该不该吃药？这个问题困扰了很多女人。

对于这个问题，小叔只能这样回答：原则上，经期要避开服药，但身体有病而且是急症时，该吃药还得吃药，比如感冒又遇到经期，死扛着不吃药，这对身体来说得不偿失。别说经期、哺乳期，甚至孕妇该吃药时还得吃药。如果是慢性病，需要长期服药，可以避开经期。

有些药不适合在经期吃，比如血余炭之类的止血药，因为经期气血要保持相对活跃，而不是止血。另外，如果月经量正常，就不要吃活血的药了，因为这类药可能会导致月经量大，白白浪费身体宝贵的气血。如果月经不正常，一些调经、活血化瘀的药，是可以吃的。比如月经量少，有血块，可以吃桃红四物汤。逍遥丸，它符合经期身体的需要，能够让月经来得更畅快。一些大寒大热的药，因为偏性太大，会干扰身体的气机，尽量不要在经期服用，比如含有附子、大黄之类的药。

经期最适合吃的药就是补益类的药，比如八珍粉、玉灵膏、怀山药等，这种补益类的药是平补，不是峻补，能够让身体的气血充足一些，弥补经期损耗的气血。经期最适合喝的一碗粥就是小米山药粥。

第五件：大喜大悲，情绪不稳定

女人天生就是情绪化的动物，而经期又是女人情绪化的集中表现，

这就矛盾了：最应该保持情绪稳定的经期却最容易出现情绪失控。

为什么女人容易在经期出现情绪波动？经期的女人有一个生理特征：血虚于下，气浮于上。血往下走，气没有依附，气有余就是火，所以脾气容易一点就着。一生气又耗肝血，血不足就更容易生气，这是一个恶性循环，而且经期生气很容易导致头痛头晕，还有乳房胀痛、两胁胀痛、胸闷，甚至痛经。一生气，身体的气机就会紊乱，从而出现气滞，气滞就会血瘀，肝气不舒型痛经就是这样来的。

如何破解这个千古难题？修身养性是一方面，更主要的是补血，把血养足了，自然就不会出现血虚于下、气浮于上的生理特征了。即便有那么一点生气，也会通过自身把它化解。不要羡慕那些经期依然从容淡定的女人，不是她们境界高，而是真的血足。如何补血？不妨考虑四物汤、玉灵膏等。

推荐适合经期喝的一款茶，能够让女人快快乐乐面对经期，它就是张仲景开出的甘麦大枣汤。

第六件：减肥

很多女人都喝减肥茶，文小叔建议，减肥茶不要乱喝，即便这款减肥茶很适合你，也不要在经期喝。经期喝减肥茶最直接的后果就是导致月经量少，甚至闭经。

血有余才会有月经。气血是脾胃所化，很多女人通过绝食或者不吃主食的方式减肥，这就断绝了气血的来源。经期本来就需要大量气血，此时减肥的话剥夺了身体的气血，身子不虚才怪。很多减肥不当的女人，月经都有问题。

第七件：房事

房事是一件很耗气血的事情，比月经还耗。经期的原则是养，不能耗。

傅青主开出的五个方子，
专治各种白带异常

　　妇科第一人是谁？明末清初的名医傅青主是也！他到底有多厉害？后世有一句评价是这样说的：字不如诗，诗不如画，画不如医，医不如学，学不如人。

　　好的中医是一所全科医院，傅青主自然不例外，他尤其善于调理妇科疾病，在妇科领域精耕细作，独树一帜。要知道古代的医者宁治十男子不治一妇人。女人不仅生理上麻烦，情志上更麻烦，所以女人的病难治。傅青主看到了这一点，于是挺身而出。

　　傅青主专门为女人量身打造了五个方子，是治什么的呢？治女人的难言之隐——白带异常。

　　正常的白带是无色无味的，对女人的私处有保护与润滑作用。白带增多、颜色发生改变时，就属于病理性的了。好在，有傅青主在，无论白带出了怎样的问题，傅青主的方子几乎都可以搞定。

　　第一种白带异常是这样的：白带颜色很白，像白鼻涕，有时候又像唾液，严重者像乳汁，臭味难闻。

　　傅青主认为这种白带是脾虚导致的。脾的运化能力下降，湿邪就开始泛滥，脾气不足，白带固摄不住。对于这种白带，傅青主认为祛湿是其次，最主要的是健脾补脾，他给出的方子叫完带汤：

炒白术 30 克，炒山药 30 克，党参 6 克，白芍 15 克（酒炒），车前子 9 克（酒炒），苍术（制）9 克，陈皮 1.5 克，黑芥穗 1.5 克，甘草 3 克，柴胡 1.8 克。

这个方子重用白术、山药，健脾的同时补脾，脾的问题就解决了。党参补气，把中气往上提，这样白带就不会老往下走了。白芍可以柔肝，柴胡可以疏肝，肝好了，就不会出现肝木克脾土了。再来一点车前子，直接走下焦，清热利湿，把多余的废水通过小便的形式排出去。

第二种白带异常，很多女人都有或者曾经有过：白带颜色黄绿，像豆腐渣，有一股腥味。

这种黄色的白带又是什么原因造成的呢？是湿热下注造成的。黄，意味着热，小便发黄也是有热了，提示你要多喝点水。白带多，意味着湿气重。

对于这种白带，要清热利湿，傅青主给出的方子叫易黄汤（详见本章中《傅青主的四个方子，专门应对女人最怕的这种病》）。

易黄汤，这个名字取得好，顾名思义，就是能改变白带的颜色，让发黄的白带回到正常的无色无味。记住，只要白带发黄、量大就可以用易黄汤。

第三种白带异常不多见：白带的颜色是偏绿色的，严重者颜色碧绿，很臭、很黏稠，像糊糊一样。

这种白带又是什么原因造成的呢？白带多是因为有湿气，这个理念已经深入人心，但绿色的白带是哪里有湿呢？肝经湿热是造成绿色白带的原因。肝气不舒或经常喝酒的女人容易出现肝经湿热。

对此，傅青主给出的方子叫加减逍遥丸：

茯苓 15 克，白术 15 克（酒炒），甘草 15 克，柴胡 3 克，茵陈 9 克，陈皮 3 克，栀子（炒）9 克。

大家应该很熟悉逍遥丸了，其可以疏肝气、补肝血、清肝热。很多人吃后说自己脾气好多了，做事不那么着急了。傅青主在这里把逍遥丸补肝血的成分去掉，保留了清肝疏肝的成分，又加入白术与茯苓，健脾祛湿，一升一降，从源头上杜绝湿邪，再加入专门清理肝胆湿热的茵陈以及少量疏理肝气的陈皮，可谓巧夺天工。

第四种白带异常少见，一般人见了会吓得六神无主，以为身体出大问题了：白带颜色是红的，但又不是血。

这种红颜色的白带又是什么原因造成的呢？红意味着火，说明身体里有火，肝里有火。所以，当务之急要把肝火泄掉。傅青主给出的方子叫清肝止淋汤：

白芍 30 克（醋炒），当归 30 克（酒洗），生地 15 克（酒炒），阿胶 9 克（白面炒），粉丹皮 9 克，黄柏 6 克，牛膝 6 克，香附 3 克（酒炒），大枣 10 枚，黑豆 30 克。

这个方子用药有点猛，放眼望去，用的全是入肝的药。肝为什么会火大呢？因为肝血不足，肝阴亏虚了，阴不足阳有余就是火。所以，赶紧补肝血、滋肝阴，重用当归、白芍。当归直接补肝血，白芍可以柔肝，安抚肝这个性子暴躁的将军。肝肾同源，肝阴亏虚的根本原因是肾阴亏虚，于是用生地、阿胶来滋补肾阴。扶正完毕后要祛邪，怎么扑掉肝火呢？用丹皮和黄柏就可以。再来点引药，用牛膝、香附把药性往下引。

第五种白带异常更少见了，而且更吓人：白带颜色是黑的，像黑豆浆，还发出浓浓的腥臭。

这种极其罕见的黑色白带是什么原因造成的呢？黑，到底意味着什么？善于观察生活的读者应该注意到了，柴火烧焦了会变黑，饭菜烧煳了会变黑，所以热到极致就会变黑。比如舌苔发黑，意味着身体里已经火烧火燎了。有这种黑色白带的人还伴随小便短赤、刺痛，胃火特别大，特别口渴，必须喝凉水。

治这种"黑带"必须用猛药，傅青主开出的方子叫利火汤：

大黄9克，炒白术15克，茯苓6克，车前子9克（酒炒），王不留行6克，黄连9克，炒栀子6克，知母6克，石膏（煅）15克，刘寄奴9克。

大黄，清热泻下药中当之无愧的猛将，能把身体里的热邪一股脑儿通过大便的形式排出去。单单一味大黄还不够，又叫黄连、栀子、知母、石膏来帮忙，这些都是清一色的清热去火药。这些苦寒之药齐心协力，能把身上的熊熊大火扑灭。

以上就是傅青主调理白带异常的五个方子，基本上可以把白带问题一网打尽，有白带异常的朋友可以将这些方子收藏，以备不时之需。

子宫生病了？你需要张仲景的这个方子

说起子宫，文小叔不禁想起一个悲伤的故事，之所以把这个悲伤的故事讲出来，是让女性朋友们引以为戒。

文小叔有一个朋友，一开始长了子宫肌瘤，她去切除了。两年后，子宫肌瘤又长出来了，她又去切了。三年后，再一次长出来的不再是子宫肌瘤，而是宫颈癌，万般无奈之下，她忍痛割爱，拿掉了子宫。

手术后，男朋友人间蒸发。她明白，她再也无法生儿育女了，即使男朋友不提分手，她也会主动提出来。后来，她一个人去旅行，途中皈依佛门了。

肾主生殖，拿掉子宫后，肾气大伤。肾阳是一身之阳的根本，朋友的阳气非常弱，特别怕冷，晚上睡觉必须盖很厚的被子，小腹永远是冰凉的，吃任何温补的食物都不会上火。

文小叔想告诉女性朋友们，对于子宫肌瘤，不要简单粗暴地一刀切。大多数得子宫肌瘤的女人去医院，医生都会说，现在没关系，等长大一点就切了吧。理由很简单，切掉不影响生育，切掉以后还会少很多麻烦，至少不用担心月经不调了。可是，切掉以后，造成子宫肌瘤的病因并没有消失，如果子宫肌瘤卷土重来，会比上一次势头更猛，长得更快更大。

子宫肌瘤好比海上的一座孤岛，为什么会形成这座孤岛？文小叔总结了一下，有以下几种原因。

生气生出来的。出于生理结构的原因，女性朋友普遍有想不开、容易生气的毛病。经常生气的人，尤其是喜欢生闷气的人，易气滞，气滞就会导致血瘀。子宫在人体的下部，是一个相对封闭的环境，这里的瘀血最容易在子宫里安营扎寨。瘀血慢慢长大，就会形成子宫肌瘤。这种原因导致的子宫肌瘤往往还伴随着乳腺增生。

吃出来的。吃什么吃出来的？吃寒凉之物。阳化气，阴成形，子宫肌瘤就是阴成形的结果，是一种阴实证。寒则收引，寒则凝滞，凝滞则不通，不通就会痛。这种原因导致的子宫肌瘤往往伴随着痛经、小腹发凉。

穿出来的。穿什么穿出来的？穿露脐装。这种要风度不要温度的着装是最不应该的，肚脐可是一个要穴，如果大门敞开，让邪风随随便便进入，子宫就成了寒气的大本营，子宫肌瘤不找你找谁。

知道了子宫肌瘤形成的原因，接下来我们一起讨论怎么治疗。子宫肌瘤就是气血瘀滞形成的一个结块，治疗的中心思想就是活血化瘀、软坚散结。

东汉时期的张仲景专门为子宫肌瘤的治疗准备了一个方子。方子很简单，就五味药，它就是桂枝茯苓丸：

桂枝、茯苓、桃仁、芍药、丹皮。

因为这个方子有成药，很多药店都有卖，文小叔就不写剂量了。

张仲景说这个方子是治疗癥（zhēng）病的。癥是什么呢？就是小腹有结块，症状是胀满痛。子宫肌瘤基本上是张仲景所说的癥病。

我们来看看这个方子是怎么治疗子宫肌瘤的。先看桂枝。为什么要在这里用桂枝？桂枝不是解表散寒的吗？用在这里起什么作用呢？前面说过，子宫肌瘤本质上是阴成形的结果，那么阴成形需要什么来化掉？当然需要阳化气了。阳化气靠什么？靠的就是桂枝。桂枝是气化药，走表，走肌肉，加强身体的阳气和气化功能。同时桂枝还能强壮心脏，心脏强大了，血脉才会更加通畅。桂枝的能量非常强大，方法得当，它就像会七十二变的孙悟空，可以调理很多病。

再看茯苓，为什么要用茯苓呢？茯苓不是祛湿的吗？子宫肌瘤虽然是瘀血导致的，但难免会夹杂痰湿，痰湿瘀滞也会阻塞气血的运行，所以用茯苓把身体的湿邪慢慢渗掉。

治子宫肌瘤不是要活血化瘀吗？活血化瘀靠什么呢？不急，方中有桃仁、丹皮来帮忙。桃仁是化瘀血的高手，著名的桃红四物汤里面用的就是桃仁。桃仁是什么？平时吃的桃子，中间有一个核，把核敲碎，里面的东西就是桃仁。丹皮既可以化瘀，又可以凉血，因为瘀血会产生热，用丹皮稍稍凉一下血刚刚好。

芍药可以引血下行，把气血引到子宫，去攻击子宫肌瘤。还有，芍药还有缓急止痛的作用。很多有子宫肌瘤的人来月经时会腹痛，这个时候芍药就可以发挥作用了。

总之，这个方子是治疗子宫肌瘤的有效药物，药效比较缓慢，很平和，不伤正气。

具体怎么用呢？如果你肝气不舒、气滞血瘀，也就是会经常生气，还伴有乳腺增生、乳房胀痛，建议用桂枝茯苓丸的同时服用逍遥丸。如果是受寒引起的子宫肌瘤，就是小腹发凉、痛经，服用桂枝茯苓丸的同时服用艾附暖宫丸，或者艾灸关元穴也行。

　　既然是活血化瘀、软坚散结，桂枝茯苓丸可不单单能治疗子宫肌瘤，像多卵巢综合征、下肢静脉曲张、前列腺增生都可以服用。

　　需要提醒的是，药再怎么好都只能治标，治本还得靠自己把导致子宫肌瘤的那些坏习惯改掉。

HPV 疫苗究竟要不要打

这是一个非常敏感的话题，文小叔之前对这个问题一直保持沉默，但是实在架不住读者三番五次的"轰炸"，于是乎，小叔查阅了很多资料，又咨询了很多中医、西医朋友，写下此文。到底该不该打宫颈癌疫苗，看完此文后你心中自会有答案。

宫颈癌是最让女人害怕的恶性肿瘤之一，发病率高，仅次于乳腺癌。所以，注射 HPV 疫苗能抑制宫颈癌发病率，没有女人不动心，管它有没有用，先打了再说。于是，女人们一窝蜂拥上去打。

为什么一定要打这个疫苗？因为宫颈癌目前无药可治，只能切除、切除再切除，化疗再化疗。所以，注射宫颈癌疫苗似乎就成了唯一能做的事情。HPV 是人乳头瘤病毒，主要感染途径是性传播及密切接触等。也就是说，即便你洁身自好，但如果去了一个不怎么卫生的厕所，也有可能感染 HPV。这一点很可怕。但事实上没有这么可怕，别忘了人类与生俱来的超级强大的免疫力，很多时候，HPV 会被自身的免疫力消灭。但 HPV 会引发多种癌症，比如口腔癌、直肠癌、阴茎癌等，其中让女性闻之色变的宫颈癌的罪魁祸首就是 HPV。甚至有人认为男性在性行为上更主动、更开放，也更容易传播 HPV，所以更要注射宫颈癌疫苗。看到这儿，几乎没有任何理由拒绝宫颈癌疫苗了，但果真如此吗？

先从西医角度来说。

首先，即便注射了 HPV 疫苗也不代表可以高枕无忧，它只能预防70% 的宫颈癌，也就是说依然有 30% 的机会会患宫颈癌。所以，你必须定期去筛查，不打疫苗要筛查，打了还要筛查。

其次，并不是所有的人都适合注射宫颈癌疫苗。接种宫颈癌疫苗是有年龄限制的，须在年龄范围内接种疫苗。这仅仅是第一个条件，第二个条件是：最好是没有发生过任何实质性的性行为。为什么最好要在性行为发生前接种？西医的解释是性行为发生之后接种疫苗的预防效果会大打折扣，因为有过性行为的人可能已经感染了 HPV。另外，疫苗的保护作用是有期限的，世上没有一劳永逸的事，尤其在生病这件事上，像那些注射了流感疫苗的人，每年流感暴发，还不是一样有感染的风险。

下面来说说 HPV 疫苗有没有副作用。任何药都有副作用，中药、西药都是如此。君不见每一种西药都列出了一大堆副作用，疫苗也是西药，注射疫苗后，身体会产生新的抗体，这些抗体对 HPV 有抵抗作用。问题是，这些新的抗体就这么容易产生吗？当然不是，必须牺牲身体一部分的免疫力。这就是西医告诫那些身体免疫力极度低下的人不要注射 HPV 疫苗的原因。

现在从中医的角度来说说到底该不该打 HPV 疫苗。

中医认为，正气内存，邪不可干，邪之所凑，其气必虚。说得通俗一点，没有内鬼招不来外贼。细菌也罢，病毒也罢，为什么同样的环境有的人就被传染，有的人就不会被传染呢？是因为你身上一定有细菌、病毒喜欢的环境，它们可以在你的身上存活。

中医治病讲究因缘，尤其注重缘。因是什么？是细菌、病毒这些外来的东西，中医称为六淫：风寒暑湿燥火，再加一个戾气，也就是不符合时令的瘟疫。有了因，是不是一定会生病呢？不见得，必须有缘才行。有因有缘才会生病。没有缘，因就无法起作用。因重不重要？重要。于是西医发明了很多杀死细菌、病毒的药，抗生素就是其中之一。但是，这么多细菌、病毒，杀得完吗？中医的高明之处在于不主张杀死谁，而是把自己的身体调理到细菌、病毒不喜欢的状态。

那么问题来了，HPV喜欢什么样的身体？HPV有自己的喜好，它专找身体有湿热的人，尤其是下焦湿热，包括子宫及宫颈湿热的人。

病毒、细菌在中医看来就是瘟疫，属于温病范畴，细菌、病毒特别喜欢湿热的环境。为什么小孩子容易得传染病？流感、手足口病、轮状病毒、麻疹等，它们都看中了小孩子身体的一个共同特性：湿热。

很多宫颈癌患者早期最典型的特征就是白带异常、白带过多、白带发黄、有特别难闻的臭味，这就是湿热下注的典型表现。所以，除了注射HPV疫苗，身为女人，更应该时刻调理自己湿热的身体，让身体恢复清爽，少吃甚至不吃那些产生湿气的食物。

那么，假如感染了HPV，是不是一定会得宫颈癌？概率很小，只有持续长时间高危HPV感染才有可能导致宫颈癌。

HPV感染，中医有没有方子可以调理？前面说过，要想预防HPV必须把身体的湿热清理掉，中医有一个方子专门对付各种瘟疫，清热祛湿，芳香化浊，除秽，恢复身体的清爽。HPV失去赖以生存的环境，必然不攻自破。这个方子有中成药，叫甘露消毒丸，有一定的治疗作用。

第四章

做从头到脚都
美丽的女人

一张美丽的脸是精气神俱佳的脸。心，其华在面；心，主血脉；诸疮痛痒，皆属于心。

04

从头美到脚的妙招

爱美之心，人皆有之。文小叔这就教你如何从头美到脚，只要你肯下决心按照下面的方法去做，坚持一个月，你一定会看到效果。

1. 最惹人注目的头发

拥有一头如瀑布般的秀发是每个女人的梦想，如果黑发中夹杂着几缕白发，看上去可能就没那么美了。发为血之余，发为肾之华。所以，调理白发一定要补血。怎么补？补肝肾。又因为气血由脾胃生化而来，所以补脾也是必不可少的。补脾、补肝、补肾，能一次性做到的乌发食疗方莫过于九蒸九晒黑芝麻丸了。很多人通过吃芝麻丸让白发变黑了，也通过这个方法来养发护发。

比白发更严重的是脱发，脱发的原因有很多。如果是斑秃，一般是由情志引发的，因为肝气不舒，所以一定要调肝，服用逍遥丸就可以。如果是脂溢性脱发，则是身体湿浊泛滥、肺气宣发过度引起的，通常是年轻人的专利，一定要戒掉肥甘厚味，少吃辛辣，每天用 50 克茯苓煮水喝。这可是国宝级老中医岳中美先生的验方，治好了不少人的脂溢性脱发。如果是产后脱发，是血虚加肾虚的原因，可以服用十全大补丸，同时服用芝麻丸。

2. 眼睛是美的集中体现

大家有没有发现小孩子的眼睛特别好看，眼珠乌溜溜的，像会说话似的。小孩子的精气藏得很深，没有开泄，五脏六腑之精上注于目。当五脏六腑之精亏虚的时候，眼睛就会越来越模糊。

与眼睛关系最紧密的就是肝，《黄帝内经》认为肝开窍于目。人们也常说眼睛是心灵的窗户，其实眼睛更是肝的窗户，可以直接反映一个人的肝好不好。知道闭目养神养的是什么神吗？就是肝的神，肝的神叫魂。卧则血归于肝，同样，闭眼血也归于肝。只要闭上眼睛，肝就得到了休息。所以，看手机、电脑久了，一定要闭眼休息。

很多人护眼只知道用眼药水，其实这只是注重灯芯，真正的护眼是添加灯油。如果把眼睛比作灯芯，那么肝肾之精就是灯油，灯油与灯芯合作才会发光。添灯油用什么？明目地黄丸加九蒸九晒黑芝麻丸。

当然，你要节约灯油，以下浪费损耗灯油的事不要做：不要生气；不要熬夜；不要酗酒；不要过食辛辣尤其是大蒜，眼睛不好的人最好别吃大蒜；不要久视，因为久视伤血。

3. 美丽的容颜是女人一辈子的追求

一张美丽的脸是精气神俱佳的脸。

无论你的脸色怎么样，都必须润泽，才是健康的标志。如果脸色萎黄，要调理脾；如果脸色发红，要调理心；如果脸色发青，要调理肝；

如果脸色发白，要调理肺；如果脸色发黑，要调理肾。

当然，如果脸上长痘痘，自然也不好看。青春期长痘痘是正常的生理现象，不用管它，这是人体阳气最旺盛的时机，只要不熬夜，不要吃辛辣即可。如果过了青春期还长痘痘，那就要调理五脏了。如果是红肿热痛的痘痘，是肺火与胃火导致的，可以试试桑叶菊花茶。如果是颜色暗沉的疮，是胃寒导致的，不可用清热解毒的药，不要喝冷饮及吃太多水果，可以喝点生姜甘草茶。

比长痘痘更让女人烦恼的是长斑，因为斑比痘顽固多了。经常生气的女人长的斑叫肝斑，需要调肝，要用逍遥丸。阳虚怕冷的人长斑要调心，因为心主血脉，其华在面，调理这样的斑，三七粉就可以派上用场了,很多读者涂三七粉让脸上的斑消失不见了。想要美白的女性，可以试试纯中药面膜粉七子白。

4. 要不要用唇膏

文小叔建议不要常用唇膏。很多唇膏号称是天然物质制成的，没有副作用，其实还是化学品合成的。长期用会让嘴唇干枯发暗，因为唇膏会阻碍嘴唇的气血流通。过于鲜艳的口红更不要长期用，自然美才是真的美。

5. 除了脸，女人第二在乎的可能是胸

中国传统审美对女性的要求是丰乳肥臀。为什么？不仅仅是因为好看，还意味着这样的女人身体好，气血足，生育能力强。

与乳房最密切相关的两个脏腑是脾、肝。乳房是否丰满，乳汁是

否充足，一定与脾胃有关，因为脾主肌肉，乳汁又是气血的化生。很多女人的乳房毁在了减肥上，毁在了不好好吃饭上，因为最养脾胃的、最补精血的是五谷。不要轻信丰乳产品，很多丰乳产品不过是激素而已。乳房干瘪的女人可以多喝小米山药粥，健脾养胃八珍粉也可以吃。

乳腺是否有结节、是否增生与肝有关，经常生气的女人容易有乳腺结节、乳腺增生。乳腺结节的治疗不仅要疏肝理气，还要软坚散结。疏肝理气用逍遥丸，软坚散结用消瘰丸。

当然，乳房还与冲脉有关，这是先天的。冲脉是奇经八脉之一，冲脉发达的女人乳房丰满。

6. 怎么消除赘肉

脾主大腹。有小肚子的女性一定要好好健脾，只有脾胃运化好了，身上的赘肉才会消掉。有一个非常好的方法，那就是仙人揉腹。每天揉腹 15 分钟，坚持一个月，小肚子就会变得平坦一些。当然，前提是少吃肥甘厚味，戒掉蛋糕、奶油、巧克力等，还要适当运动。

有的女人没有小肚子，但"游泳圈"很突出。"游泳圈"这一圈属于带脉，是带脉堵塞的表现，可以慢慢地、轻轻地敲打带脉，坚持一个月，也会有效果。

有的女人其他地方不胖，就是大腿粗，从中医上来说，是肝气不舒、肝胆气滞的表现，经常抑郁的人容易有这种情况。有一个很好的方法，那就是多敲打胆经。沿着裤线这一条经就是胆经。不过记得要早上起床敲，生发阳气，晚上睡前不要敲，容易失眠。

无论什么样的肥胖，记住，不要节食，不要吃减肥药。市场上的减肥产品都不要随便用。

7. 不要涂抹指甲油

　　肝，其华在爪，指甲是肝的一扇窗户，肝气需要通过指甲疏泄，涂抹指甲油是人为地把肝疏泄的通道堵住，久而久之会肝气不舒。

　　有的人有灰指甲，对此很是自卑，有一个小妙方可以试试：醋泡花椒，泡上一周，然后用泡过的醋熏洗灰指甲。有读者用过，效果不错。

长痘、长斑很闹心？
这个方子帮你赶走它们

祛痘，一个高度热门的话题。

祛斑，万千女性追寻的梦想。

关于祛痘、祛斑，文小叔曾苦苦思索，现在总算有了一点眉目。

为什么要把祛痘、祛斑放在一起？因为它们本质上是相通的，虽然形式上有所差别，阳气足的人通常长痘，阳气不足的人通常长斑。

网上有很多关于祛斑、祛痘的方法，千篇一律，无非就是少吃辛辣，要么用一些祛痘化妆品，要么就是用激光祛痘、祛斑，这都是治标不治本的做法，要知道有诸内必形诸于外。祛斑、祛痘仅仅盯着脸是远远不够的，攘外必先安内，改善身体的内部环境才是王道。也有很多养生文章把脸上的痘痘、斑斑划分为多个区域，长在某个区域内就是某一个脏腑的问题，这完全是一种割裂思维。人是一个整体，怎么可以割裂开来呢？这样划分让人越看越迷糊。一个人的痘、斑会那么准确无误地长在划分好的区域内吗？有的人满脸甚至前胸后背都长满了痘痘又该如何解释呢？

擒贼先擒王，对于祛痘、祛斑，我们必须抓主要矛盾。

文小叔想到的第一个治疗方式是，祛痘、祛斑要治心。

有人可能会问，这痘与斑怎么跟心扯上关系了呢？这可不是扯上关系，是它们跟心脏有着直接的关系。

心，其华在面。我们的面庞是心开出来的花朵，这朵花是否灿烂与心有直接关系。如果心脏功能强大，则面色红润，白里透红；如果心脏功能衰弱，则面色苍白或形容枯槁、灰头土脸。心脏好的人，不太容易长痘或长斑，即使长了也会很快消失。心脏不好的人很容易长斑、长痘，尤其是长斑；长痘痘是那种比较暗沉的暗疮，长了以后很难消失，即使消失了，痘坑也会纠缠着不放。

痘和斑本质上是堆积在面部的垃圾得不到清理，是面部气血运行不畅导致的。如何让面部的气血运行流畅起来？必须靠心，因为心主血脉。心脏功能强大了，周身的血脉就会畅通无阻；心脏功能不强，气血运行就会缓慢，逐渐形成瘀滞，痘和斑就是气血瘀滞的结果。

痘、斑就好比一个城市的垃圾，垃圾靠谁清理？靠清洁工。心脏就好比清洁工，专门清理周身血脉的垃圾，也就是瘀血。

《黄帝内经》云：诸疮痛痒，皆属于心。痘痘是不是疮？痘痘是不是会痛？痘痘是不是会痒？那么还有什么理由不治心？不通则痛，不荣则痛，这不通与不荣都是心的问题，都是血脉的问题，谁主血脉？心。为什么痒也跟心有关系呢？痒是热之初，风邪侵入体表，导致局部气血瘀滞，经络不通。为什么挠一下就不痒了呢？因为挠一下气血就通了。

祛斑、祛痘要治心，《黄帝内经》给了我们三条理由，我们再来复习一下：心，其华在面；心，主血脉；诸疮痛痒，皆属于心。

文小叔想到的第二个治疗方式是要治表。

医圣张仲景把疾病分成三个层次，分别是表证、半表半里证、里证。

痘痘、斑斑在体表，所以应该从表解。怎么治表？用祛风解表的方法。无论是风邪、湿热、寒邪还是热邪，都可以用解表的方法把病邪赶出去。

治表的同时又要治肺，为什么呢？因为肺主皮毛。只有肺的功能强大了，体表的病邪才能被赶跑。肺有宣发的功能，这个功能是专门解表的，就是把病邪宣散出去。

病在表就要解表，这是顺势而为，很多人一见痘痘就用寒凉药来清热解毒，治了一次又一次却总是治不好，甚至更严重，就是因为一味用清热解毒药不但没把邪气赶跑，还伤了正气。痘、斑就是表证，理应用宣散的方法解表，而不是用清热解毒的方法去抵抗。试想，病邪瘀阻在体表，我们为什么不助正气一臂之力，让病邪出来得更快、更彻底呢？清热解毒的方法不是不能用，如果身体真有湿热，是可以使用的，但绝不是治疗痘痘、斑斑的主要方法，最多是配合使用。

文小叔想到的第三个治疗方式是，上面的病从下面治，治什么？大肠与小肠。

肠道不干净，浊气就往上走，走到脸上就是各种斑、痘。上面的病从下面治，这叫釜底抽薪。

前面说过，痘痘与斑斑是身体多余的垃圾，要解决此垃圾无非就是两个方法：一是杜绝垃圾的来源，这需要清理肠道；二是加强运输清理垃圾的能力，这需要治心。清理肠道还有两个好处：清理小肠可以减轻心脏的压力，因为心与小肠相表里；清理大肠可以减轻肺的压力，因为肺与大肠相表里。

文小叔最后想到的是软坚散结，再来一点清热解毒，无伤大雅，还能起到锦上添花的作用。

另外，痘痘尤其是疙，已经是一个坚硬的石头了，那么治标的话必须软坚散结。看到这儿，可能有人着急了，怎么不见方子呢？其实文小叔已经把方法和盘托出了，这比方子强百倍啊，授人以鱼不如授人以渔。

接下来跟随文小叔一起来看这个方子。

祛痘、祛斑不是要治心吗，治心有哪些好药呢？文小叔想到了桂枝、丹参、三七。用桂枝来温经通络，打通心的经络与血脉，强壮心的阳气；用丹参直接补心血；用三七来化心的瘀血。如此，心脏的气血足、经络通，还怕心脏不好吗？

祛痘、祛斑不是要治表吗，解表用什么药呢？用桂枝、防风。桂枝解表，把窗户打开；用防风刮一阵清爽的风，把盘踞在体表的风寒湿邪全部赶跑。

祛痘、祛斑不是要清理肠道吗，可以用火麻仁来清理小肠，用鸡屎藤清理大肠。

祛痘要软坚散结、祛湿化痰，可以用茯苓来祛湿，用陈皮来化痰，用皂角刺、牡蛎来软坚散结。

要清热解毒，那就来一点点金银花与连翘。

于是，这个祛痘、祛斑的方子就诞生了，文小叔姑且称之为十二味消痘饮：

桂枝 12 克，丹参 12 克，三七 3 克，防风 9 克，火麻仁 15 克，鸡屎藤 20 克，茯苓 30 克，陈皮 10 克，皂角刺 5 克，生牡蛎 15 克，金银花 3 克，连翘 3 克。

什么人适合用此方呢？长青春痘的人不要用，青春痘不用治疗，过了青春期自己就会好，只要在饮食上稍加注意就好，不要吃辛辣、油腻、甜品，不要熬夜。这个方子适合治疗那些已经过了青春期，而且脸上的痘痘用了很多清热解毒的药怎么也治不好的人，可以服用7天，如果身体不舒服或者没有任何疗效就不要试了。

如果只想祛斑，可以把软坚散结、清热解毒的药去掉，即把皂角刺、牡蛎、金银花、连翘去掉。

如果不想煎药，可以试试中成药防风通圣丸，这药符合文小叔祛斑、祛痘的两大原则——解表通里，特别适合大便干结又有痘、斑的人。不过这个药没有治心，建议与三七粉一起使用。身体虚弱的人要谨慎使用防风通圣丸，因为这个药祛邪的力度比较大，可以搞定很多皮肤病。

最后说说三七，它对祛斑确实有强大效果，文小叔曾经写过一位80岁女中医，脸上不长斑，就是靠每天吃一点三七粉来活血化瘀。文小叔建议，脸上有斑的人一定要好好调整自己的情绪，不要抑郁，不要生闷气。每天早上起来可以先把脸搓热，再轻轻拍打脸部五六分钟，以脸部微微发热为准，这个方法能改善面部血液循环，且毫无副作用，非常有效。

用这个方子，还你一张洁白无瑕的脸

小叔经常收到这样的留言：小叔，我才 30 岁就长黄褐斑了，怎么办啊？小叔，我花了好多钱，用了很多办法，脸上的斑就是去不掉，帮帮我吧。

好吧，小叔在此为广大女同胞解决这一难题。

如果把脸上的斑看作一个局部的瘀滞的话，那么无论什么样的斑，雀斑也好，老年斑也好，还是女人最讨厌的黄褐斑也好，它们的标都是瘀血。瘀血的背后就比较复杂了，比如阳气不足，比如阴虚火旺，但女人长斑最多的原因是肝的问题，俗称肝斑。

为什么这样说呢？因为女人以肝为先天，肝藏血，是血库，所以养肝是女人一辈子的事。很多女人易生气，无论是发火还是生闷气，都会伤肝，因为怒则气上，只要生气，气就往上走，走到头面部后气滞，然后形成血瘀，时间久了就会长出一个又一个黑色的小斑点——肝斑。生气越多，斑就越多，那种大大咧咧、没心没肺的女人脸上很少长斑。这个时代让女人郁闷的事太多，偏偏女人又爱操心，也最爱胡思乱想，还想不开，所以十个女人里有八个的肝都不好，这样的女人通常还有头痛、两胁胀痛、心烦意乱、口苦咽干、月经不调等症状。

根据文小叔观察，除了老年斑，女人百分之八十的斑都是肝气不舒所致。针对这种情况，小叔专门为女人打造了一个方子：消斑汤。

柴胡 9 克，香附 9 克，当归 6 克，白芍 6 克，丹皮 6 克，栀子 6 克，炒白术 12 克，茯苓 12 克，川芎 6 克，丹参 6 克，薄荷 3 克，生姜 3 克，大枣 3 枚，甘草 3 克。

前文说过，女人长斑最大的原因就是肝气不舒，所以治本就必须疏肝理气。柴胡是舒肝解郁第一要药，香附是气药第一，理气最厉害，这两味药合作能够迅速驱散女人胸中郁结的气机。

之后还要养肝血，因为肝血不足，就无法制约肝阳，肝阳就易上亢，变得容易生气。尤其是女人来月经的时候脾气最不好，容易一点就着，这个时候气浮于上，血虚余下，千万别招惹她。肝血足的女人通常不会肝气不舒。用什么养肝血呢？当之无愧的是当归与白芍，一个补血养肝，一个柔肝，这样肝就不会急躁。

只要肝气不舒，一定会气郁化火；任何疾病只要久了必然会有瘀滞，有瘀滞就会化火，即便是寒邪，久了也会寒化热。所以下一步把肝火清一下，用栀子与丹皮。栀子可以清理三焦浮游之火，丹皮可以行气也可以化瘀，还可以清理肝火。

肝气不舒也一定会侵犯脾胃，脾胃本来就比较虚寒的女人，再加上肝气这一捣乱就更虚了，所以很多女人一生气就茶饭不思，胃胀、胃痛、打嗝、反酸、胃溃疡，甚至胃癌等都找上门来。

脾胃不好会造成什么样的后果呢？脾胃是气血生化之源，脾胃不好就没有足够的气血去化解脸上的瘀血，瘀血化不掉，斑也就去不掉。张仲景说过，见肝之病，知肝传脾，一定要保护好脾胃，才有利于肝的调养。

如何保护好脾胃呢？白术与茯苓可以解决这个问题。这里用炒白术，因为炒白术补脾的力度更大一些，生白术祛湿的力度更大一些，另外茯苓可以去掉脾胃的湿气。白术补脾，气往上走，茯苓祛湿，往下走，这一升一降，脾胃的气机就顺了，脾胃这个中心轮子就转起来了。

解决了肝气不舒的问题，又解决了肝木克脾土的问题，本治好了，现在就要治标了。我们知道斑就是瘀血，所以要化瘀、活血，把死血清理掉，把新的气血引进来，斑就这样慢慢去掉了。用什么药呢？必须用到丹参，因为丹参可以解决两大问题：第一，活血化瘀，把脸上的死血去掉；第二，强心，心脏好了，脸色就会红润。然后再用一味川芎，川芎用在这里也妙极，一方面可以行气，另一方面还可以活血化瘀，而且川芎最善于走头面部，能够把药性往上带。川芎与当归，一个补血一个活血，合作无间。

再看薄荷与生姜，这两个药是用来散脸上的邪气的，一个散寒，一个散热，两个药中和一下，不寒也不热。适当用一些散的药可以起到画龙点睛的效果。另外，薄荷也可以做药引子，药性走上焦、走表、走头面部。

最后用大枣与甘草调和诸药，这个消斑汤就完成了。如果喝这个方子上火，可以喝点酸梅汤或者三豆饮。

这个消斑汤怎么用呢？去药店抓药，煮水喝，一天一次。第一次煮出来的药汤喝掉，药渣别倒，再煮一次，用煮出来的水洗脸。7 天一个疗程，用 3 个疗程，经期时也可以接着服用。

消斑汤效果如何呢？小叔把这个方子分享给了一些长斑的女性朋友，其中一位因长期与丈夫生闷气，两颊长满了密密麻麻的黄褐斑。这个方子，她用了 21 天，兴高采烈地发来微信："去掉了！去掉了！

小叔，我的斑去掉一大半了。"

　　当然，这个方子不能治疗所有的斑，最适合肝气郁结导致的肝斑，但因为女人大多数的斑都与肝气不舒有关，所以这个方子的适用性还是比较广泛的。

　　不过文小叔依然要叮嘱一句，修身养性，不要生气才是治本之道，才是治疗肝斑最好的灵丹妙药，不然以后还会长出来。另外，脸上有一两个斑点也别太在意了，这叫瑕不掩瑜。人生没有完美的事，自然也没有完美的容颜，一味追求完美只会让自己痛苦。

喝这个美人汤，让各种斑消失

上一篇文章专门论述了消斑汤，不过这个方子主要针对爱生气的女性，有一位 45 岁的大姐用了这个方子没有效果，让小叔再推荐一个方子。她说自己脸上的斑太多了，雀斑、黄褐斑甚至连老年斑都有，每天上班必须化妆，才能勉强盖住这些斑。

小叔分析了一下她长斑的原因，推荐给她一个方子，让她服用一个月试试。没想到，结果好得不得了，不仅惊讶到了她，连小叔自己也惊讶了，大姐说服用一个月后，老年斑、黄褐斑、雀斑不知不觉都消失了，同事都不敢相信自己的眼睛，纷纷夸她的脸红润有光，甚至不用涂口红了。

方子是这样的：

桃仁 9 克，红花 9 克，熟地 15 克，当归 15 克，白芍 15 克，川芎 15 克，桂枝 15 克，生姜 15 克，炙甘草 15 克，大枣 12 枚（切开）。

这个方子从三个方面来消灭脸上的斑斑点点，基本上女性脸上长斑也是这三个方面的问题。

从瘀血角度来解决脸上的瘀斑。

为什么脸上突然有斑点呢？简单来说就是这个地方堵了，气血过不来，所以斑点颜色才发黑，黑就是瘀血。无论什么样的斑，最终都要从瘀血的角度来调理，这是治标，是必须做的一步。为什么很多人用三七也能淡斑？因为三七能活血化瘀。

这里化瘀用什么呢？用了一对妇科妙药——桃仁与红花，桃仁与红花是形影不离的两姐妹，都是活血化瘀的高手，而且活血化瘀的同时不伤正气，力道比较适中。桃仁善于化有形的瘀血，比如子宫肌瘤；红花善于化那种细小、无形的瘀血。气血流通顺畅，自然面色桃红。

从血虚角度来搞定脸上的黑斑。

血虚的女人要么脸色苍白，要么颜色晦暗，很多女人都想拥有白里透红的脸，就像小孩子一般，但若是没有足够的气血，怎么可能拥有白里透红的脸呢？不补血，擦再高级的化妆品也没用。

不通的背后是不荣，瘀血的背后是血虚。长斑必须补血，让气血充盈起来。

所以小叔这里用了当归、熟地、白芍、川芎来补血，这可以算得上是补血最好的方子——四物汤。四物汤蕴含着一年四季养血、补血的大道。春天生发，当归可以生血；夏天万物生长，川芎可以长血；秋天收敛，白芍酸收，可以收血、敛血；冬天养藏，熟地可以藏血。春夏秋冬，生长化收藏，四物汤全包括了。

血补足了，如何把血送到脸上去呢？需要一股动力，这股动力就是阳气，所以下一步就从阳气的角度来讲讲如何搞定脸上的暗斑。

阳气不到的地方就会生病，阳气不到的地方就会瘀，阳气不到的地方就会不通。如何补充阳气呢？小叔用桂枝与甘草解决这一难题。桂枝，桂树顶端的枝头，朝气蓬勃，阳气满满，味辛，与甘甜的炙甘草组合起来，就是桂枝甘草汤，也就是中医非常著名的理论"辛甘发散为阳"。桂枝与甘草可以为身体源源不断地提供阳气，温暖女人的全身，让女人面色如春。

桂枝与甘草合用还有一个妙效，可以强壮心脏。心脏是身体的太阳，是一身阳气最重要的来源，脸上很多斑的女人大都伴随着手脚冰凉，为什么？就是心脏动力不强，无法把血输送到四肢末梢。另外，千万别忘记：心，其华在面。心是脸的领导，治脸不能忘了治心。心脏强大了，脸上的气血就会充盈，血脉才会通畅，气血充足又通畅，还担心什么斑去不掉呢？桂枝可以温通心阳，给心脏打气，炙甘草可以给心脏补充阴血，二者让心脏活力十足。另外，生姜还可以帮助桂枝，让心脏阳气更足。

从脾胃的角度来搞定脸上的暗斑。

冬天人们经常戴帽子，但很少有人戴面罩，因为脸不怕冷。为什么脸最不怕冷呢？因为脸是多气多血的地方，是脾胃两条经络覆盖最多的地方，而脾胃两条经络是气血之海。但若是脾胃虚弱了呢？那就成黄脸婆了。脸色发黄、萎黄，表明脾胃虚弱，下一步就要长斑了。脾胃也是气血生化之源，要想有足够的气血去支持心脏攻克脸上的斑斑点点，一定不要忘记保护脾胃。

这个时候，医圣张仲景的脾三药隆重登场了：生姜、炙甘草、大枣。这三味药可以健脾、补脾，让脾胃吃饱饭，让脾胃活力十足。这可是张仲景的独特心得，以至于后世把生姜与大枣单独拿出来做成姜枣茶，流传至今。

文章本天成，妙手偶得之。方子也是一样，小叔把四物汤与桂枝汤组合在一起，搞定了大姐脸上的各种斑斑点点，是大姐的幸运，更是上天的恩赐。小叔姑且把这个方子叫作桃桂美人汤，喝了这碗汤，你一定会更美。

如果你的斑用了消斑汤没有效果，如果你的斑不是生气造成的，请干了这碗桃桂美人汤。一天一剂，剩下的药渣可以用来泡脚，做到物尽其用。先喝一个月再说。

桃桂美人汤，让你遇见更美的自己。

有了这个方子，黑眼圈再也不用遮了

有一位读者说她有黑眼圈大概五六年了，每天都得化浓浓的妆才敢出门，所以盼星星盼月亮地期盼小叔写一篇如何消除黑眼圈的文章。小叔就满足广大女同胞的愿望。

中医认为，黑眼圈的形成有三大原因。

第一大原因就是肾虚。伤了肾精，比如经常熬夜的女士通常都有黑眼圈，还有经常操心的人，过度用脑的人，经常加班的人，特别喜欢吃冰镇食物的人。当然，纵欲也会导致黑眼圈。为什么是黑眼圈而不是绿眼圈、红眼圈呢？肾主水，黑为肾之色，从这一点也可以看出黑眼圈与肾精亏虚有关。

第二大原因是瘀血作怪。张仲景在《金匮要略》里说得很清楚：内有干血，在外可见两目黯黑。这里的干血就是流动不畅的血，也就是瘀血；黯黑就是黑眼圈。瘀血导致的黑眼圈是什么样子的呢？就是眼周有密密麻麻的黑点。

第三个原因就是水肿。这并不多见，具体表现为眼周浮肿，看上去黑黑的，有慢性肾炎的人可能会有这样的黑眼圈。

基于以上原因，小叔为爱美的女同胞们推荐一碗"靓汤"，专门消除黑眼圈，名曰美目九味汤：

熟地 30 克，肉桂 6 克，桂枝 12 克，甘草 6 克，丹参 9 克，当归 12 克，黄芪 30 克，茯苓 20 克，泽泻 9 克。

黑眼圈形成的多见原因是肾虚，是肾精不足，所以小叔毫不犹豫请来了熟地大补肾精。直接补肾精的药很少，除了熟地还有黄精，以及食物中的黑芝麻，而熟地是补肾精最好的药。熟地是大地的骨髓，它的根深深扎进大地深处，把大地的精华养分全部吸收了进来。

熟地补了肾精后，再用肉桂补肾阳，强壮命门之火，这样阴阳并补。熟地就好比汽油，肉桂就好比火柴，没有火柴，汽油永远是汽油。善补阴者必从阳中求，阴得阳助则生化无穷。女性体质偏阴寒，天生带三分肾阳虚，所以用肉桂强壮命门之火再合适不过了。

解决了肾虚的问题，第二步就要解决瘀血的问题。这个方子从五个方面解决瘀血的问题，不可谓不全面，不可谓不强大。

阳气不足会导致瘀血，血得温则行，遇寒则凝，所以小叔用桂枝与甘草来组合。桂枝是辛温的，可以温通经络；甘草是甘的，辛甘发散为阳，为身体注入源源不断的阳气。桂枝还可以疏肝理气，搞定女性的肝气不舒。甘草用在这里又可以保护脾胃。

心主血脉。一定要记住，有瘀血一定不能忘记强壮心脏，只有心脏强大了，身体的血脉才会通畅。强大心脏用什么呢？桂枝、丹参可以担此重任。

血虚也会导致瘀血，不通的背后是不荣，假如气血一直是充盈的，就不会有瘀血。血虚导致的瘀血怎么来解决呢？非当归莫属。当归是补血圣药、妇科圣药，是女人容颜的保护神，给女性开的方子里十个有九个用到当归。当归这一味药集补血、活血、化瘀三大功能于一体。

气虚也会导致瘀血，血需要气的推动，如果气虚，血运行无力，慢慢就会形成瘀滞。气虚导致的瘀血可以用黄芪来搞定，而且黄芪与当归绝配，一个补气，一个补血。黄芪用在这里还有一大妙处，那就是防止气虚的人因为疏通的力量太过而出现胸闷乏力等症状，桂枝是通的，丹参也是通的，来一点黄芪补充一下恰到好处。

身体浊水太多、湿气太重会阻碍气血运行，造成瘀血。那些既有水湿又有瘀血的人不仅有黑眼圈，还有硕大的眼袋。所以这个方子用了茯苓与泽泻来泄水湿。

黑眼圈形成的第三大原因就是水湿严重，茯苓把全身的水湿从三焦利走，泽泻把下焦的水湿从小便利走。

这个方子怎么用呢？我给出的剂量是一天的量，一天一次，饭后半小时服用。七天一个疗程，服用二十一天，三个疗程。一般不严重的黑眼圈二十一天可见效，严重的可能要多服用一段日子。

另外再介绍一个外用的调理方子：用白醋调匀三七粉，敷在黑眼圈的位置（注意别伤着眼睛）。这个外敷的方法效果也不错，三七粉可以活血化瘀，白醋可以美白。文小叔建议内服外敷一起来，外敷治标，内服治本。

愿你巧笑倩兮，美目盼兮。

这个抗皱、除皱的妙方，
胜过吃胶原蛋白

　　说到抗皱、除皱，你第一时间会想到什么？小叔猜想，大多数女性会想到胶原蛋白，胶原蛋白这个词在美容行业算是家喻户晓了。

　　抗皱、除皱就吃胶原蛋白？这未免太低估人体的精妙了。退一万步讲，胶原蛋白吃进去后就能补到脸上？可能性太少。没补到脸上的话，那就是垃圾，不但不美容，还添堵。更有的人直接注射胶原蛋白，带来的结果是什么？要不停地往返美容院，不停地注射胶原蛋白，一旦不注射脸就会恢复原样。

　　那中医怎么改善皱纹呢？中医更看重整体，看重五脏，看重气血，把身体调到一个气血充盈、阴阳平衡的状态，何患皱纹去不掉？当然，小叔这里说的是病理性皱纹，如果到了该长皱纹的年纪，坦然接受并顺应自然规律就好，不必强求永葆青春。

　　文小叔在这里推荐给大家一个抗皱、除皱的方子，且叫它十二味养容汤：

　　黄芪 30 克，木香 9 克，知母 9 克，当归 12 克，川芎 9 克，桂枝 12 克，白芍 12 克，甘草 9 克，白术 15 克，茯苓 15 克，桔梗 9 克，枳实 6 克。

第一步，一定要补气。气球没有气会瘪，轮胎没有气也会瘪，皮肤没有气同样也会瘪。气虚的人腿上，一按一个坑，皮肤是否有弹性，是否丰满，全靠一股气在支撑。气不足，皮肤才会塌陷，形成皱纹。没有气就没有力，没有力怎么能让肌肤丰盈呢？如何补气？小叔这里用了黄芪，黄芪力道比较绵柔、沉稳，不易上火，适合大多数人用来补气。虽然说不会上火，但有些虚不受补的人还是会上火，所以这个方子里加了一点知母反佐，知母凉润，清热的同时还可以滋阴，与黄芪比较搭。张锡纯说，黄芪配知母有行云施雨的效果，黄芪补气，好比地气上升为云，知母清热滋阴，好比天降甘露。接着，必须让气活起来，不然就是一团死气，就会气滞，所以小叔又加了一点木香理气顺气。为何不用柴胡呢？因为柴胡主要梳理肝气，而木香可以从头到脚把气机理顺。著名的中成药木香顺气丸就是用木香来命名的。

解决了气的层面，第二步来解决血的层面。气为阳，血为阴，气血是相互依存、对立统一的，所以还要补血。如果没有血的滋润，皮肤就会干枯，就会长皱纹，就像树叶没有水分的滋养而枯黄掉落。用什么来补血呢？文小叔用上了当归！当归是补血圣药，补血的药里几乎没有哪个能够与它相抗衡。同样的道理，补血之后还要活血，不然补进去的血就是死血，这个方子里用了川芎。活血药很多，为啥独独青睐川芎呢？第一，川芎特别善于走头面部，比如治疗头痛基本上离不开川芎，况且皱纹就是长在脸上嘛。第二，川芎活血的同时可以化瘀血，能够把死血、瘀血清理掉，瘀血不去，新血不生。

解决了气血的问题，第三步我们来解决心的问题。调理皱纹为什么要调理心脏呢？面庞是心脏开出来的花朵，花朵开得是否灿烂不能仅看花朵本身，更要看给花朵提供营养的根茎。不仅仅是皱纹，脸上的其他问题，包括痘痘、斑、脸色发黄、脸色苍白，都要从心上找原因。强壮心脏最好的一味药就是桂枝了，它可以温通心阳，给心脏注入活力。桂枝与甘草一起就是"辛甘发散为阳"，为身体源源不断地制造阳气。有桂枝必须有白芍，因为桂枝打出去，白芍收回来，一阴一阳谓之道也。桂枝壮阳，白芍滋阴，白芍还可以牵制桂枝温燥，另外白芍与甘草就是"酸甘化阴"。桂枝与甘草制造阳光，白芍与甘草制造雨露，黄芪与木香制造空气，当归与川芎制造肥料，还担心什么皱纹呢？

第四步再解决脾胃的问题。这一步很关键。脾胃是气血生化之源，如果脾胃不好，再好的灵丹妙药都没有用，因为任何食物与药都要经过脾胃这道关卡。另外脾主肌肉，脸上的肌肉与脾胃有关系。脾胃好了，肌肉丰满；脾胃不好，肌肉干枯。还有，脸是脾经与胃经经过的地方，脾胃是多气多血的经络，所以脸也是多气多血的。脾胃好了，气血才会源源不断地输送到面庞，这样就不会长皱纹。调理脾胃用什么药呢？健脾第一圣药白术是也。用了白术怎么可能没有茯苓呢？白术健脾、补脾、升清阳，茯苓祛湿降浊阴，一升一降，默契搭档。

桔梗与枳实，为什么要加这两味药呢？它们是调整体升降的，气机的升降对身体很重要，有升有降，补进去的气血才会周而复始，永久循环。桔梗升，把清气往上升；枳实降，把浊气往下降。另外桔梗还可以作为这个方子的药引子，把整个药性往上提，提到头面部，这样就会凝聚力量去攻打脸上的皱纹了。

最后说一下这个方子的服用方法：一天一剂，饭后半小时服用，七天一个疗程，建议服用三个疗程。即便没有去掉皱纹，也会把脸上的斑去掉，或者让脸色变得好看起来。

让女人崩溃的扁平疣，该怎么治

扁平疣是女性易患的一种疾病，虽然不是危及生命的大病，但非常影响美观，还偏偏喜欢长在脸上和手背上。

扁平疣是一种什么样的皮肤病呢？西医认为这种皮肤病是病毒感染所致，这种病毒叫作人乳头瘤病毒，简称 HPV。这种皮肤病似乎不痛也不痒，就是难看，先是小米粒大，慢慢长大成绿豆大，由一颗慢慢增多，最后形成一大片……

扁平疣是老虎吗？是老虎，不过在小叔看来是纸老虎。其实扁平疣不难治，难就难在治好后不改变饮食习惯而易复发。很多小妙方都可以搞定扁平疣，比如有人用祛湿茶，有人用藿香正气水，有人用三仁汤，还有人用温胆汤泡脚……条条大路通罗马，为什么不同的方子都能搞定扁平疣？因为这些方子有一个共同的特点：调理湿热。没错，中医认为，扁平疣的罪魁祸首就是湿气，外加一点热邪。

小叔为女同胞们介绍一个非常简单也是历代医家用来治疗扁平疣的妙方，只需要一味药，而且还是食物，那就是薏米。薏米是治疗扁平疣的特效方、偏方、专方，虽不能说百分之百有效，但疗效较佳。

得扁平疣的原因不是湿气重吗？薏米甘淡渗湿，刚好可以祛湿。

扁平疣的原因不是还有一点热邪吗？薏米性寒凉，刚好可以清热。湿热的环境没有了，扁平疣自然也就失去了大本营。

小叔的不少读者都患有扁平疣，其中一位的扁平疣长在手背上，刚开始就几个，没在意，没想到后来变成密密麻麻的一片，以至于每次出门都要戴手套，这让她寝食难安，忧心忡忡。小叔让她喝薏米水一个月，她一开始还半信半疑的，没想到一个月后，她来报喜，说太神奇了，坚持喝薏米水（她怕胃寒，加了一点姜片）后，亲眼看着手背上的扁平疣一个个消失，一个月后只剩零零散散两三个了。

还有一个大姐，说自己被扁平疣折磨得惨不忍睹，脸快毁容了，求小叔救救她这张脸。于是小叔让她每天用 100 克（大剂量）薏米煮水喝，口渴了就喝薏米水。连续一个多月后，扁平疣全部消失，不留一点痕迹，像是从来没有来过一样。她高兴得逢人就夸薏米，说中医太不可思议了，还问小叔，薏米这么神奇，是不是可以天天用来煮水喝呢？小叔告诉她，有病治病，薏米的作用在病上，如果没病，薏米就会伤阳气、伤脾胃。薏米偏凉，不要天天喝。

一般来说，每天用 50 克甚至 100 克薏米煮水，严重的情况可以用到 200 克，看自己的情况定，用少了效果不佳。坚持喝一个月，应该可以看到效果。这是内服，还可以外敷，把薏米打成粉，用薏米粉敷长扁平疣的地方，每次 20 分钟左右。

如果你的扁平疣非常顽固，用了薏米没有效果，不怕，小叔还有一个正方来解决你的烦恼。这个方子出自张仲景的《金匮要略》，里面依然有薏米，方子也很简单，就四味药，叫麻杏苡甘汤：

麻黄 12 克，北杏仁 15 克，薏苡仁 60 克，甘草 30 克。

这个方子治疗扁平疣的思路很简单。肺主皮毛，所以用麻黄来宣肺，开毛孔，让皮毛的功能加强，然后用杏仁来降肺气，重用薏米来清热祛湿，最后用甘草来调和诸药，同时清热解毒。方子如何服用呢？一般服用七天会有效果，一天一剂，服用三个疗程。

记住，一定要戒掉那些生湿的食物。

最让女人显老的眼袋，要这么治

俗话说红颜易老。最让女人显老的是什么？白发掩藏在众多青丝中，不仔细看还真看不见，除非是满头白发。皱纹不是老年人的专利，只要笑起来，几乎人人都有皱纹。那么黑眼圈呢？黑眼圈可以用各种化妆品来掩饰。那到底是什么？你可能猜到了，没错，正常的眼袋人人都有，那种又大又浮肿、特别醒目的眼袋才让女人发愁，让人棘手的是，任何化妆品都无法解决眼袋。眼霜有用吗？去掉眼角的细纹有一定效果，但要搞定眼袋无异于隔靴搔痒。特别爱美的妹子，实在无法面对自己的眼袋，选择去手术，割眼袋或者打玻尿酸，但是反弹不亚于节食减肥后的反弹。要想让眼袋消失，内调才是王道，治本又不伤身。

那么到底是哪里出了问题才会有眼袋？

第一，脾出了问题，脾阳虚加脾气虚。眼袋的位置归脾所管，脾主肌肉，肌肉松弛无力都是脾虚引起的。脾又主运化，运化水谷精微，运化水湿，如果脾的运化失常，水湿就会停留，所以会形成眼袋。这样的眼袋有一种耷拉着的感觉，就是无力升举了。经常运动的人很少有眼袋，因为经常运动的人脾很好。脾需要健运，"健"是运行有力的意思，运动就可以健脾。

第二，肾出了问题，肾阳虚，肾的气化功能不足。肾是水脏，主水，身体的水液必须靠肾的气化才能变成被身体利用的津液，废水再由膀胱排出去。肾的气化就靠肾中的那一点真阳，也就是命门之火。肾阳虚意味着气化功能不足，废水就会弥漫在身体的各个部位，以腰和下肢为主，也会停留在眼袋这个地方，大大的眼袋就是水肿的一个表现。这种眼袋还有一个特点：黑为肾之色，肾水上泛导致眼袋发黑。

据小叔观察，单纯的脾阳虚与单纯的肾阳虚导致的眼袋不多，大多数人的眼袋既有脾阳虚的原因也有肾阳虚的原因。年轻人的眼袋以脾阳虚居多，中老年人的眼袋以肾阳虚居多。医圣张仲景有一个名方，刚好可以同时解决脾肾阳虚的问题，很多读者都应该听说过，叫作附子理中汤，中成药叫作附子理中丸，由于药店有卖，具体剂量就不赘述了：

附子、人参、白术、干姜、甘草。

这个方子包含了好多张仲景的经典方子：附子与人参是参附汤，回阳救逆；附子与白术是术附汤，温脾健脾；附子与甘草是附子甘草汤，治疗各种风湿病的基础方子；附子、干姜、甘草是大名鼎鼎的四逆汤，专门治疗严重的四肢厥冷，是扶阳派、火神派最常用的方子；人参、白术、干姜、甘草是著名的理中汤，如果加上茯苓，去掉干姜，就是如雷贯耳的四君子汤。文小叔情不自禁地发出赞叹，这个简单的方子把这么多的经典名方一网打尽，不可不谓无与伦比啊。

接下来我们解方子。之所以叫附子理中汤，不用说，附子就是这个方子的君药。说到附子，大家第一印象是什么？估计是有毒。不过不用怕，正因附子有毒，才可以治疗大病、重病，它的毒是上天赐予的与众不同的大热之毒，大热就治大寒。

附子大热，补一身阳气，尤其是补肾阳，堪称补阳第一药、驱寒第一药。附子驱寒有一个独特的优势，就是它很灵活，特别善于走窜，不像某些温阳的药，只能驱身体某一个部分的寒，比如独活只善于驱下肢的寒，羌活善于驱头面部的寒，而附子驱一身的寒。有些寒湿特别狡猾，潜藏于身体的死角，比如骨头缝隙之间，很难被找到，这时附子就能大显身手，把这些寒湿搜刮出来。正因为如此，张仲景治疗风湿病几乎都离不开附子。

总之，附子能打通全身的经络，哪里需要阳气就把阳气输送到哪里，让全身暖和起来，振奋起来。不过，由于附子有毒，所以还是推荐大家在医生指导下用药。

肾阳用附子来补足，那么脾阳呢？脾阳就用理中汤来补了，也就是人参、白术、干姜、甘草这四味药。需要说明的是，这里的人参不是现在的东北人参，而是党参，是山西上党一带的野山参，效果比人参差一点，但也是补气健脾的好帮手。

白术，不用说了，健脾祛湿，加强脾的运化功能，把身上的水湿直接气化成津液。白术祛湿与茯苓祛湿不同，茯苓是利水，直接把湿气通过小便利出去，白术是通过气化让水湿直接被利用。

干姜，也是一味温药，主要是温暖脾胃的，补足脾胃的阳气，把脾胃的寒湿驱除出去。注意，干姜必须是药店买的干姜，不是生姜晒干的干姜。干姜是用母姜做的，姜还是老的辣，所以干姜的温中驱寒作用更强，而生姜发散性更强，感冒的时候就需要用生姜。

甘草，就是和事佬，一方面固中，守护脾胃，另一方面牵制附子的偏性，附子太猛，甘草温柔以待，不然身体受不了。而且，附子的毒性就需要甘草来解，真可谓一物降一物。

附子理中汤就是这样，加强脾胃的运化功能，加强肾的气化功能，让脾肾精神抖擞起来，好好干活儿，该祛湿的祛湿，该散寒的散寒。这样身体的水湿都被运化掉，眼袋自然就没了。

这药怎么用呢？用此药的人必须是脾肾阳虚，如果你实在搞不清楚，请饭后两小时在光线充足的室内用镜子查看舌头，如果胖大舌，有齿痕，舌苔满布，白厚腻，有一层水湿，那就可以用。如果舌苔很薄，甚至没有舌苔，或者发黄，那是有热，不适合用附子理中汤。附子理中汤是猛药，见效很快，差不多服用一星期就可以了，如果一星期没有任何改善，就不要继续服用了。

再强调一下，文小叔这里说的眼袋是病理性的眼袋，五六十岁了有眼袋是正常的生理现象，没必要与身体作对。

第五章

千古名医专为女人准备
的经典妙方

人的九窍需要清阳的滋润，清阳足了，耳聪目明，头脑灵敏，神采奕奕，胃口大开，身轻如燕，整个人的状态就能提升起来，感觉年轻十岁。

05

乌鸡白凤丸可补肝

文小叔我曾做过一个梦。梦中我沿着溪水漫步，路过一农家小院，突然一只鸡飞到小叔面前。美丽的鸡冠，如雪一样洁白无瑕的羽毛，气质非凡。文小叔想绕道而行，哪知这只漂亮的鸡硬是不让，继续挡在小叔的面前。小叔纳闷之际，这只鸡突然摇身一变成亭亭玉立的白衣仙子。

小叔呆若木鸡！白衣仙子的眼神中有一丝埋怨和不解，她轻启朱唇："小叔，我吃醋了！"

小叔丈二和尚摸不着头脑，定了定神："在下不明，这位神仙姐姐醋意何来？又是何方神圣？"

白衣仙子微微一笑："小叔莫慌，我叫白凤，俗称乌鸡。我可是你的忠实粉丝，你的养生文章妙趣横生，百读不厌。可是，让我失望的是，你介绍了那么多名方给大家，独独没有我。"

小叔微微作揖道："在下不才，孤陋寡闻，你所说的名方是——"

白衣仙子嘴角微微扬起："就是以我乌鸡为主打的乌鸡白凤丸啊！"

小叔恍然大悟："哦，失敬失敬，久仰久仰。其实，在下也想把乌鸡白凤丸这个名方介绍给大家，可是——"

白凤姐姐接过话茬："其实我知道你的担心，因为你一向认为一个方子必须精而准，而乌鸡白凤丸的方子里的药太多，有乱枪打鸟之嫌，对不对？"

"白凤姐姐所言极是。其实主要是小叔对乌鸡白凤丸这个名方没有十足的把握，怕写出来辱没了千古名方的名声，还望白凤姐姐海涵。"

白凤姐姐道："其实我倒有不同的见解。虽然乌鸡白凤丸用的药材很多，但它确实是配伍非常严格、精准的方子，绝不是堆砌药材。时间就是最好的证明，它算下来也有 600 多年历史了，这么长时间没有被淘汰，说明它是真的好！"

小叔请教道："敢问姐姐，这乌鸡白凤丸到底有何妙处呢？"

白凤姐姐娓娓道来："如果说逍遥丸舒肝较佳，那么我乌鸡白凤丸补肝也不差，它最大的妙处就是大补肝肾！为什么说乌鸡白凤丸大补肝肾呢？首先它是以乌鸡为原料做成的，鸡，象征着东方，在五行中属木，木对应的五脏是肝，所以鸡肉是补肝的。又因为我是独一无二的乌鸡，别看我披着洁白的羽毛，像白凤一样，但我的皮肉和骨头都是乌黑的，黑色对应的五脏是肾，所以乌鸡还补肾。"

文小叔频频点头："所以，以白凤姐姐为主打原料制作出来的就叫乌鸡白凤丸，这白凤与乌鸡原来是同一个称呼啊。可是，白凤姐姐，恕在下冒犯，如果仅仅是以乌鸡为主打，这个方子也不算什么稀罕物啊。这乌鸡白凤丸肯定还有其他妙处吧？"

白凤姐姐打了一个响指，自信满满道："那当然！你看这乌鸡白凤丸的方子：

乌鸡、鹿角胶、鳖甲（制）、牡蛎（煅）、桑螵蛸、人参、黄芪、当归、白芍、香附（醋制）、天冬、甘草、地黄、熟地黄、川芎、银柴胡、丹参、山药、芡实（炒）、鹿角霜。

小叔，你能看出这个方子有什么门道吗？”

小叔还真一下子被白凤姐姐问住了，抱歉地笑了笑：“在白凤姐姐面前不敢班门弄斧，还望姐姐和盘托出吧。如此，好让读者们都受益。”

白凤姐姐蹙了蹙眉头，思索片刻，说道：“这个方子重点在补，补什么？补血。通过什么来补血？通过补肝肾。有一句话，说补血就是补肝肾，补气就是补脾肺。这个方子里补血的药材有乌鸡、当归、白芍、熟地黄、川芎，这可是四物汤的药材。补血的同时还要滋阴凉血，这样才能补了后不上火、补得进去。滋阴凉血的药材有鳖甲、丹参、天冬等，这些清凉的药材可以中和温补药材的燥热，还符合阴阳同补的中医之道。”白凤姐姐顿了顿，接着说，“光补血还不行，还得补气，不然补进去的血不活，就是死血。中医认为，气为血之帅，血为气之母。气能生血，也能摄血，推动血的运行。气在前面当开路先锋，血紧随其后，顺利抵达我们身体的每个部位。”说到这儿，白凤姐姐突然看了小叔一眼，问道，“小叔，你知道乌鸡白凤丸中哪些药是补气的吗？”

小叔心里嘀咕着，不能再谦虚了，再谦虚就是虚伪了，于是彬彬有礼道：“补气的药有人参、黄芪、香附、甘草、山药、柴胡，其中香附与柴胡是理气的，因为补气的同时需要理气，这样才能让补进去的气不拥堵、不乱。在下献丑了，白凤姐姐，我说的对吗？”

白凤姐姐轻轻鼓掌道：“我就知道文小叔肯定研究过乌鸡白凤丸，果然如此！但是姐姐好为人师，还想考你一考。很多人在服用补药的时候一边补一边漏，所以服了很久都没有效果。这个方子很好地解决了这一难题，很多漏症，比如遗尿、遗精、白带多、盗汗，还有你们现在的医学所说的尿蛋白、血尿，都属于中医的漏症，都是在漏精。那你知道这个方子堵漏的药是哪些吗？"

文小叔想了好一会儿才说："堵漏需加强肾的封藏能力，这里用到的药材应该是鹿角霜、桑螵蛸、牡蛎、芡实。"

白凤姐姐笑出了声，笑声像百灵鸟的歌声："真没让姐姐失望啊。今天姐姐找你算是找对了！你回答的全部正确。补的同时加强身体的固涩能力，这样补进去才不会白白浪费。"

文小叔又问："白凤姐姐，乌鸡白凤丸这么好，那它到底可以治疗什么病呢？"

白凤姐姐不假思索道："大补肝肾，气血同补，阴阳同调，所以它可以调理月经量少、闭经、痛经，还可以强筋壮骨，调理腰膝酸痛；且对头发、眼睛也有好处，因为肝好眼睛才会好，肾好头发才会好；还可以调理崩漏、白带异常、不育不孕，尿频、尿失禁、耳鸣、更年期症状，血虚风燥导致的荨麻疹、皮肤瘙痒、皮下紫癜也是它的调理范围。总之一句话，只要是虚证，它都可以调理，还特别适合像林黛玉那样弱不禁风的女人，或者说你处于亚健康状态，总是感觉很疲惫，去医院又查不出什么病来，都可以试试。"

这时候，文小叔提出了心中的一个疑惑："照白凤姐姐这么说，乌鸡白凤丸确实是妇科名方啊，男人应该也可以吃吧？"

白凤姐姐大声道："那是当然！谁规定哪个方子一定属于男人或一定属于女人吗？女人会肝肾双虚，男人也会，而且还不少呢。女人会气血双虚，男人也会有。所以说，乌鸡白凤丸是被现在的人误会最多的方子之一，可能是乌鸡白凤丸这个名字惹的祸吧，以至于现在的男人看到乌鸡白凤丸这个方子就避而远之，更别说买来吃了，生怕被嘲笑。这真是一大遗憾。"白凤姐姐长长地叹了一口气。

文小叔打破砂锅问到底："听白凤姐姐的意思，这乌鸡白凤丸对男人也有妙用？还望姐姐不吝告知。"

白凤姐姐说："比如男人最害怕的阳痿、遗精，它可以调理；还有男人的精子活力不够、精液不液化，它也可以调理；还有男人到了一定年纪都有的前列腺增生，它也可以调理。对了，据说你们现在的医学对乌鸡白凤丸专门做了研究，对慢性肾炎也有好处。服用一段时间后去检查，尿蛋白、血尿都少了。乌鸡白凤丸不是激素，但是它有类似激素的作用，因为它把肾气补足了，让肾气自己去治病。"

说到这儿，白凤姐姐微微向小叔鞠躬："所以，我有一事相求，希望文小叔能够把乌鸡白凤丸这么好的方子推广出去，让更多人受益于乌鸡白凤丸。"

小叔赶忙还礼作揖："今日听白凤姐姐一席话胜读十年书。乌鸡白凤丸名不虚传，在下真是有眼无珠，怠慢它了。"

白凤姐姐笑了笑："姐姐我只有一个心愿，希望你用你的生花妙笔让中医更美、更有趣、更贴近生活，让中医文化飞入寻常百姓家，人人自医，天下无疾！"说完，白凤姐姐化作一缕轻烟，消失不见了。

文小叔云里雾里，如在梦幻中又觉十分真实。人生本来就是梦一场，假亦真时真亦假，只要宣传乌鸡白凤丸这个名方的目的达到了就够了。你们以为呢？

补血最好的一味药，竟然不是阿胶

文小叔曾经与一民间中医交流。他说有一味补血最好的药，只要有女性来找他看病，他都会开，屡试不爽，还说这味药可以搞定天下一半的病，让小叔猜猜是什么药。

其实当他说出"补血""女性"这两个词时，小叔就已经猜到了，但不能拂了他的面子，于是假装不知。

他笑了一下，大声说出"当归"两个字。

小叔又问："为何说当归可以医治天下一半的病呢？"

他神采飞扬，振振有词："这天下的病不外乎两个，一个是气病，一个是血病，当归可以统治一切血病。这天下的病不外乎两个，一个是实、一个是虚，当归可以统治一切虚病。这天下的病不外乎两个，一个是阴、一个是阳，当归可以统治一切阴病。这天下的病不外乎两个，一个是不通、一个是不荣，当归能够统治一切不荣的病，还能从根本上解决不通。当归如此强大，你说是不是可以治疗这天下一半的病？"

下面，小叔就来揭开当归的神秘面纱，具体聊聊当归到底能够调理哪些疾病。

1. 月经不调，就用当归

月经到底是什么？记住一句话，经水经水，一半是血，一半是水，血有余才会有月经。当归最大的妙用是调经，但不是所有月经不调都适用，只适用于血瘀、血虚型的月经不调。

2. 不折不扣的美容圣药

当归是女人容颜的保护神，可以祛斑，让人面若桃红。

女人一辈子的养料是什么？是血。由于女人特殊的生理结构，一生失血太多，所以女人以血为先天，没有血滋养的女人是美丽不起来的。当归可以祛斑，为什么？脸上长斑不外乎气血过不来，如果能够把气血引到脸上，无论什么样的斑，让气血去攻克它，还怕它不能消？当归可以内服也可以外敷，外敷就是用当归粉敷在长斑的地方。

3. 冬天里的暖宝宝

很多女人手脚冰凉是血虚引起的。心主血脉，血虚导致心脏功能减弱，心脏就无法把血输送到四肢末梢，所以会手脚冰凉。当然，并不是所有的手脚冰凉都由血虚引起，也有的人是因为肝气郁结，也有的人是因为阳气不足。当归虽然不能直接给身体补充阳气，但可以给身体补充阴血，血足了身体就会温暖。张仲景治疗手脚冰凉的方子当归四逆汤，就是以当归为主。

4. 让女人拥有如云的秀发

中医认为发为血之余，也就是说当一个人气血充足的时候，才会有茂盛的头发。如果气血不足，头发就会干枯，会变白，还会脱发。肝藏血，当归可以让血库充盈，肝又主生发，肝血足了，干活儿就积极，气血源源不断地输送到头部，头发就会乌黑发亮。很多女人的脱发其实不是肾虚，而是血虚，比如产后脱发、秋天脱发，都可以用当归调理。

5. 调理便秘的隐藏高手

不是所有的便秘都能用大黄、番泻叶这样的苦寒药治疗的，如果肠道本来就缺乏蠕动力，用这些药只能让肠道越来越失去活力，越用越虚，因为你的便秘本来就不是实秘、热秘，而是虚秘、血秘。很多女性，尤其是中老年女性有习惯性便秘，多数是由血虚导致的。为什么女人多血秘？前面说过了，女人一辈子失血过多。血不足就无法润滑肠道，大便则难以排出。这个时候只要把血补足，肠道就会像滑梯一样，"嗖"的一下，把便便排出去。当归不仅补血，更有一股油润之性，能够润滑肠道，大大缓解血虚肠枯。不过用当归调理血秘，需要重用，重用当归30克以上，药性直达肠道，让肠道畅通无阻。

6. 当归是最好的润肤品

女人最好的化妆品是什么？不是各种高端化妆品，而是血。血可以滋润女人全身的皮肤而没有副作用，当归可以补血，所以是女人最好的化妆品。

很多女人秋冬皮肤干燥并不是因为缺水，是缺血，是缺津液。还有很多人冬天皮肤瘙痒也是血虚导致的。有一种湿疹，叫作干性湿疹，也是血虚导致的。有一种荨麻疹好发于冬天，好发于夜间，也是血虚导致的。皮肤病，来得快，像风一样，风善行数变。风为阳邪，阳邪需要阴来治，需要血来治。所以，中医治风先治血，血行风自灭。血水充足，风邪自然就消失了，皮肤自然也就不痒了。

所以，当归可以调理血虚风燥导致的湿疹、荨麻疹及皮肤瘙痒。

7. 解决风湿导致的血痹

风湿病最喜欢找中老年人，尤其是坐月子没有坐好的女性。因为中老年人正气不足，容易受外邪侵袭。

中医把风湿分为风痹、寒痹、湿痹，这三种痹症最终会导致血痹。风寒湿之所以能够进入身体，是因为血虚、气虚，它们乘虚而入。如果用治疗风寒湿的药把这些外邪赶跑后不及时补充气血的话，它们依然会卷土重来。风寒湿痹势必会导致气血运行受阻，从而导致血脉不通，不通则痛，痛是风湿病最痛苦的症状。当归可以补血，又可以活血，一方面能把正气补足，另一方面还可以活血通络治痛。所以，那些治疗风湿病的著名方子，无论是三痹汤还是独活寄生丸，都会加入当归这一味药。

8. 眼睛的病离不了当归

肝开窍于目，肝血若不足，眼睛就会发涩、发干、发痒，甚至视物模糊、老花眼、白内障等。现在很多人过度用手机等电子产品，甚至上厕所都在看手机，睡前还窝在被窝里看手机，你以为是在看手机，实际上是在耗肝血。这时候用再好的眼药水都无济于事。灯油没有了，用再好的灯芯也点亮不了灯。这个灯油就是肝血，谁来添灯油呢？谁来补肝血呢？可以用当归。

9. 调理女人的头晕头痛

头晕头痛不外乎两个原因，一个是不通，一个是不荣——气血不足，当归可以解决不荣。头脑没有血的滋养，自然就会晕、会痛。这种痛不是剧烈的痛，是隐隐约约的痛，是缠缠绵绵的痛。这种痛空腹时加剧，劳累时加剧，休息一下就会缓解。这种痛就是血虚导致的，可以用当归来调理。

10. 产后不适就找当归

产后所有的症状都是大失血后发生的，是虚症。无论是产后脱发、产后抑郁，还是产后肥胖、产后便秘、产后月子病，都可以用当归来调理。举一反三，凡是大手术后出现的各种虚症，也可以用当归来调理；凡是月经过后出现的各种症状，也可以用当归来调理。

关于当归的好处太多了，小叔只是说出了其中的一部分，剩下的需要大家慢慢去领悟。当归这么好，最佳吃法是什么呢？就是打成超细粉，每天饭后服用 3～6 克。什么样的人可以服用当归呢？文小叔以为，大部分女性都可以服用当归。如果出现脸色苍白、舌苔苍白、嘴唇发白、指甲发白这四白，不用犹豫了，赶紧吃当归吧！

超级好喝的补血汤

对于中药，一直以来有一个弊端，就是中药味苦，难以下咽，很难坚持长期服用。

广西一个 20 多岁的女孩对中医食疗如痴如醉，经常煲一些药膳给家人喝。但是女孩的妈妈曾经为治疗失眠喝过一次中药，喝了一碗就再也不喝第二碗了。女孩的妈妈最近被检查出轻度缺铁性贫血，女孩费尽口舌说服妈妈用中医的方法调理，但问题来了，妈妈喝不下汤药，怎么办呢？

女孩用补血第一方四物汤给妈妈调理，妈妈喝了半碗就把汤药倒了，说难喝。女孩又用玉灵膏给妈妈调理，妈妈吃了一口还是觉得太苦。女孩爱母心切，因为药店买不到张仲景的名方薯蓣丸，就亲自制作薯蓣丸给妈妈服用，结果让女孩郁闷的是，妈妈竟然吃了一口就吐了，说简直不是人吃的。女孩真的好委屈啊，不过看在妈妈适逢更年期又身体不好，所以并没有怪妈妈，只怪自己学医不精，没有找到既美味又补血的中医方子。

女孩实在没辙了，就给小叔留言，希望小叔推荐一个好喝又能补血的方子。小叔为女孩的孝心感动，就把补血食疗方五红汤推荐给了她，同时小叔在这个方子的基础上加了两味药——黄芪与怀山药，把这个方子称为二白五红汤。

女孩这回学聪明了，没说要给妈妈治病，就说炖了一碗养生汤给妈妈喝。功夫不负有心人啊，妈妈喝了一口，笑容绽放，说美味极了，一口气喝完，竟然问还有没有。就这样，女孩给妈妈煲了一个月的二白五红汤，妈妈的脸色好看多了，去医院检查一看，基本上不贫血了。妈妈很惊喜，弄不明白自己什么药都没吃，怎么突然就好了呢？女孩这才把事情的经过和盘托出，妈妈感动不已，彻底改变了对中药的看法，原来中药还可以是美食啊。

看到这儿，估计很多小伙伴已经迫不及待要喝一碗五红汤了。好了，小叔现在就把这碗"靓汤"公布如下，送给那些血虚又觉得中药难以下咽的女性。二白五红汤：

黄芪9克，怀山药30克，红枣9个，红豆50克，红花生50克，红糖6克，枸杞12克。

咱们先说五红汤吧，最前面的两味药是小叔加的，放在后面说。

有读者起疑了：小叔，这五种普通得不能再普通的食材真的能补血吗？中医的补血是系统性的、全面性的，是遵循天地顺应自然之法的。

五红汤之所以能够补血，理论依据就是五色入五脏，黄入脾、白入肺、黑入肾、青入肝、红入心。心主血脉，只有心脏强大，周身的血脉才会通畅。这五种红色的食物可以补充心脏的阴血，就好比给汽车加满了油一样。

俗话说，一日三枣红颜不老。红枣红彤彤的，自然入心，里面的肉又是黄色的——黄色入脾，味道是甜甜的——甜味入脾，所以红枣补心脾之血，心脾两虚的人最适合吃红枣了。医圣张仲景格外喜欢用红枣，他从来没有把红枣当作食物，而是把红枣当作治疗疾病的灵丹妙药。张仲景经常用的脾四味里面就有红枣。

红豆，声名鹊起不是因为它可以补血，而是因为它可以祛湿，红豆的药效完全不亚于薏米。红豆有补心血的作用，同时又有泻心火的作用。怎么泻心火呢？红豆可以把心经的湿热利出去，湿邪没了，心火就降下来了。所以，老百姓用三豆饮来退烧、除烦、安神，三豆饮里面就有红豆。

红皮花生的作用很大。花生是种子，种子大多补肾，所以花生补肾；花生味道甘淡，有一股淡淡的清香，所以可以补脾；红皮花生色红，入心，可以补血。花生衣还可以止血，对各种不正常的出血有很好的止血收涩作用，比如有的女人动不动就子宫出血，花生衣就可以派上用场。

至于红枸杞，有人困惑了，枸杞不是补肾的吗，怎么还补血？枸杞补肾是大多数人都知道的，但很多人不知道的是，中医认为补血就是补肝肾。为什么这样说呢？因为肝藏血，肝是血库；肾藏精，精血同源，先有精才有血，肾又是肝之母，所以补肝肾就是补血。另外，血为阴，滋补肝肾之阴就是补血。还有，肾主骨生髓，骨髓也是造血的材料。

红糖就不用说啦，用来补血很多年了。

那小叔为什么还要在五红汤里加入一点黄芪与怀山药呢？主要是基于以下考虑。

加入黄芪是为了补气，因为血虚的人或多或少也会气虚，气血同补效果更佳，用黄芪这股气把五红汤补进去的血迅速带到身体所需要的部位，让补进去的血流动起来、活起来。怀山药补血是通过补脾来实现的，因为脾胃是气血生化之源。如果吃进去的食物没有被脾胃运化，再好的补血妙药也无济于事。脾胃好了，气血才更足。记住，一定要用河南焦作产的地道怀山药，而且不能用硫黄熏过的怀山药。

这就是小叔为读者分享的二白五红汤，味道真的不错。

什么样的人一定要喝这碗二白五红汤呢？血虚的、被医院诊断为贫血的女性自然要喝，另外月经量少或者月经量大的女性也不妨喝喝看，因为血虚会导致月经量少，而月经量大势必会导致血虚。还有，正在坐月子的女性及哺乳期奶水不足的女性，都可以使用。

归脾丸，
最适合气血双虚、心脾两虚者服用

话说有一天，文小叔做了一个美梦。梦中的文小叔临窗而立，举头望月。月华如水倾泻下来，恍惚间，一位仙子从月中飘出，转瞬飘至小叔眼前，温柔又有点埋怨地说："小叔，你介绍了那么多名方给大家，为什么不把我介绍给大家呢？要知道，我的作用可大着呢。"

文小叔大惑不解，问："敢问这位神仙姐姐乃何方神圣？"

仙子莞尔一笑："我叫归脾丸，今日前来有一事相求，还望小叔成全。"

文小叔皱了皱眉："我有什么可以帮助仙子的呢？"

仙子说："我看了你很多中医养生的文章，真的是有趣又实用，你妙笔生花，让一个又一个千古名方活灵活现呈现在大家面前，比如逍遥丸、四君子汤、四物汤、桂枝汤、小柴胡汤、十全大补丸等，可让我伤心的是，看遍你所有的文章就是不见我的身影。要知道我归脾丸也是千古名方啊！"

文小叔抱歉地笑了笑："请恕在下孤陋寡闻了，请问归脾丸有什么特色呢？"

仙子嘴角微微扬起，自信满满地说："归脾丸最大的特色就是在所有的中成药中最懂女人、最体贴女人，女人身上很多的症状我都可以调理。"

文小叔追问："为什么说归脾丸最懂女人呢？难道乌鸡白凤丸、逍遥丸不懂女人吗？"

仙子有点不服气，声音大了一些："据说，逍遥丸治好的第一个病人是男性。逍遥丸调理的是肝郁脾虚所导致的一系列症状，可是肝郁脾虚的男性也很多啊。乌鸡白凤丸，名字取得很有女人味，以为是女科要药，但其实是补益肝肾的，而且它补的力量太强，药性偏温，最适合那些身体虚弱、营养不良的人。纵观现在的女性，真正虚弱的有多少呢？所以，乌鸡白凤丸并不适合这个时代的女性，适合古代缺衣少粮的女性。"仙子话锋一转，"我归脾丸就不一样了，我最懂这个时代的女性。这个时代的女性有一个最大的优点，也有一个最大的缺点——"

仙子头头是道，妙语连珠，文小叔也听得入了神，见仙子欲言又止赶紧奉上一杯好茶："在下洗耳恭听，请仙子快快道来。"

哪知仙子突然叹了一口气："唉，真的好心疼这个时代的女性，她们最大的优点是操心，最大的缺点是太操心。女性真的喜欢想太多，不要怪女性，这是她们的天性，一家子的事都在女性的脑子里，根本停不下来。女性希望把所有的小事都干得漂漂亮亮的，所以习惯性地会想太多。"

文小叔频频点头："仙子所言极是。"

仙子继续说道："思虑太多会有什么后果呢？首先是耗心神，心血被一点一滴的胡思乱想耗尽。心血不足最大的表现就是晚上睡眠不好，不是睡不着，而是睡眠很浅，很容易惊醒，而且梦特别多，一个接一个，梦见的都是生活中的琐事。"

文小叔接过话茬儿："是这样的。日有所思夜有所梦，很多女性前来咨询晚上睡不好、梦特别多怎么办，我就推荐王孟英的养心血的方子玉灵膏，很多人用过后说终于能睡好觉了。那么请问仙子，思虑太多对身体还有什么其他伤害呢？"

仙子抿了一口茶，说："有一个坏处就是伤害脾胃，中医叫思伤脾。思则气结，当一个人想太多又想不开的时候，他的脾胃之气就会拥堵在一起，该升的不升，该降的不降，脾胃的升清降浊能力受到影响，脾胃气血运行不畅，自然没有胃口吃饭，即便吃下去也无法运化。"仙子顿了顿，加重了语气说："问题是，脾胃又是气血的来源，身体所需的气血供应不上就会导致血虚，本来女性的心血就不足，伤了脾以后心血就亏虚得更厉害。这是一个恶性循环，很多女性的身体就毁在这个恶性循环上。"

文小叔恍然大悟："仙子所说的归脾丸最懂女性，是不是因为归脾丸解决了女性思虑过度导致的一系列症状，尤其是心脾两虚？"

仙子的笑容像花朵一样绽放开来："然也！我说归脾丸最懂女性，看来文小叔像归脾丸一样懂女性啊。你说的没错，归脾丸最大的妙处就是针对心脾两虚，气血双虚。"

文小叔补充道："也就是说，归脾丸既可以调理心血虚，也可以调理脾虚；既可以调理气虚，也可以调理血虚，对吗？"

仙子很满意地点了点头。

文小叔虔诚而又充满期待地问道："那么，请问仙子，在下愚钝，心脾两虚、气血双虚都有一些什么样的症状呢？还望仙子告知，我好写到文章里，让广大女性朋友受益。"

仙子沉思了片刻，娓娓道来："心脾两虚、气血双虚的症状有心悸，睡眠浅，多梦，胃口不好，容易腹胀，面色萎黄，身体容易累，唇色无华，舌苔白厚有齿痕，月经淋漓不尽。"

文小叔打破砂锅问到底："那么，归脾丸这个方子到底是怎么解决心脾两虚、气血双虚的呢？"

仙子反问文小叔："你能说出归脾丸的方子组成吗？"

文小叔愣了一下，马上做出了回答：

党参、白术、炙黄芪、炙甘草、茯苓、远志、酸枣仁（炒）、龙眼肉、当归、木香、大枣。

仙子赞曰："不错，完全正确。现在我来告诉你归脾丸是如何解决心脾两虚、气血双虚的。党参、白术、茯苓、甘草，这四味药你熟悉吧？"

文小叔不假思索道："这叫四君子汤，是健脾第一方，也是补气第一方，也就是说这四味药就解决了气虚、脾虚两大问题。"

仙子道："没错，不过气虚还用到了黄芪，那你知道这个方子如何解决心虚的吗？"

文小叔小心翼翼答曰："是不是远志、酸枣仁、龙眼肉？"

仙子又赞："对！远志交通心肾，能够让肾水上行、心火下降，帮助入睡；酸枣仁更是安神圣药，治疗失眠酸枣仁是少不了的，它直接补心血、安心神；龙眼肉直接补益心脾之血。这三味药就可以解决心虚导致的失眠问题。脾虚解决了，气虚解决了，心虚解决了，就剩下血虚了。这个方子又如何解决血虚呢？"

仙子把期待的目光投向文小叔，文小叔淡淡一笑，回："补血圣药，当归是也！当然大枣也可以补血。"

仙子笑而不语，沉默了一会儿继续问："那你知道为什么这个方子里还要加入木香吗？"

　　文小叔低下了头，其实文小叔是知道的，只是不想太拂了仙子的面子。

　　仙子说："不知道也没关系，学海无涯嘛。木香用在这里是顺气的，目的是让这个方子补而不滞。补气太过容易出现气滞，反而不好了，用一点木香刚好可以解决这个后顾之忧。这就是归脾丸的妙处。今天我把自己介绍给大家，真心希望天下女人不再心脾两虚，不再气血双虚。"说完，仙子起身告辞。

　　文小叔有一事不明，追问："敢问仙子为什么要通过我把归脾丸介绍给大家呢？"

　　仙子微微一笑："懂中医又会写文章的，文小叔是也！"

　　文小叔羞愧难当："仙子谬赞了，承蒙厚爱，文小叔定会再接再厉，让中医更美、更有趣、更贴近生活。"

　　仙子袅袅婷婷飞升而去，文小叔梦醒。

　　愿天下女人洒脱一点，不要想太多，必要的时候，别忘记归脾丸，它当之无愧是懂女人的妙方！

排毒养颜秘方，
只需一种蔬菜排出五脏之毒

文章本天成，妙手偶得之，妙方也是。这不，文小叔偶然从一位邻居手中获得了一个妙方。

一天，文小叔笑着跟邻居打招呼，问她吃饭了没。

邻居神秘一笑："我这几天不吃饭，我在辟谷。"

文小叔好心说："千万别把脾胃饿坏了啊！"

邻居神秘地小声说："辟谷也不是什么也不吃，我有一个独门秘方，辟谷的时候可以排出五脏之毒，你要不要试试？"

文小叔喜欢正儿八经的中医养生之道，对那些所谓的秘方不怎么感兴趣，但看邻居兴致高涨的样子不想扫她的兴，于是便问什么秘方。

邻居说："这可是一位高人告诉我的，他说这是独门秘方，有缘的人才可得知。我看你挺喜欢养生的，人也不错，所以才告诉你。"

文小叔一直笑着不说话。

邻居继续说："这个秘方很简单，就是我们经常吃的大白菜，用水煮熟，不要放任何调料，油、盐、味精都不能放，记住一定不能放，不然就失效了。如果胃寒，可以放几片生姜进去。你这一天不要吃任何食物，就吃水煮白菜，饿了就吃，不饿不吃。连续吃三天，三天后会有奇迹发生。"

文小叔故作惊讶："什么奇迹？"

邻居眉飞色舞，声音提高了好些："脱胎换骨的感觉，感觉身体像是重新组合了一样，以前那种沉重的感觉消失了，头脑清爽了许多，脚步也轻松了，浑身都是劲儿，就连我多年的便秘也好了！"

邻居说得眉飞色舞，感觉不像是说谎，文小叔有些将信将疑地问："真有这么神奇吗？"

邻居大声说："骗你做什么！我都试过好多次了。我以前也不信，后来我想反正大白菜吃不死人，干脆试试，哪知这一试效果还真不错，大便变通畅了，等不通畅的时候，我又试了一次，大便又变通畅了。现在一个月用两次，多年的便秘竟然好了！以前吃了那么多治便秘的药，连开塞露都用上了，竟还不如一棵大白菜效果好，你说神奇不神奇？"顿了顿，邻居又说，"不过唯一的缺点是，刚开始尝试的时候比较难熬，老想着吃点别的，这时候一定要忍住，不然就前功尽弃了。真的，第一次试过之后，好长一段时间我都不敢吃白菜，看都不敢看。不过后来就适应了，轮到下次辟谷时，我会对白菜说，谢谢你，亲爱的大白菜，谢谢你治好了我的病，说了这句话后，吃起大白菜来还真觉得是人间美味呢。"

小叔听得直发愣。邻居是一个大大咧咧的人，性子直爽，最后说："不管你信不信，反正我的心意到了。你是否与这个秘方有缘就看你的造化了。"

正如邻居所说，大白菜吃不死人，试一试又有何妨？于是，文小叔也开始尝试了。

买来三棵大白菜，用高压锅炖烂，饿的时候就吃，不吃其他任何食物，渴的时候就喝白菜汤。这三天不外出，拒绝任何交际应酬，只在家里看书、看电影、听音乐、打坐。第二天比较难受，老想着给自己下碗面条，好在忍一忍就过去了。三天过去，我排出大量黑色宿便，真是无毒一身轻啊，简直有了飞一般的感觉。于是跟邻居反馈，邻居给文小叔倒了一杯茶，脸上挂着得意的笑："是吧，我没骗你吧，这可是无数人验证的结果。一般人我不告诉他，一般人也不会相信，说了等于对牛弹琴，还以为我走火入魔了呢。"

文小叔感叹："很多人不惜花重金寻医问药，殊不知灵丹妙药就在厨房，就在我们身边啊。"

看到这儿，很多读者产生疑问了，这大白菜真有这等功效吗？从中医角度来说，大白菜有什么作用呢？

大白菜是五菜之一，蔬菜，疏也，蔬与疏谐音，就是说蔬菜有疏通的作用，可以疏通肠胃，清理肠府浊水宿便，这也就不难理解大白菜为什么能够治好邻居的便秘了。大白菜对湿热导致的便秘确实有很好的疗效，肉吃多的小孩子容易便秘，可以多炖点白菜豆腐汤给孩子吃。

大白菜稍稍有些寒凉，所以能够清胃火，又因为颜色是白的，白色入肺，可以清理肺热，可退烧，低烧的时候煮点白菜汤是很好的选择。

《本草拾遗》认为大白菜是美容神器，其能润肌肤、利五脏。为什么可以润肌肤呢？因为长痘、脸上出油、长斑等都是身体里有毒素的表现，大白菜可以清肠道，把身体的毒素排出去，皮肤自然就好了。

所谓浊气一降，清阳就得以升起，人的九窍需要清阳的滋润，清阳足了，耳聪目明，头脑灵敏，胃口大开，身轻如燕，整个人的状态好了起来，感觉年轻十岁。

好了，文章的最后再来回顾一下这个神奇的秘方：大白菜，水煮，什么都不加，胃寒加点生姜。其他什么都不要吃，连续吃三天大白菜。就这么简单。

　　文小叔把这个方子送给有缘人，谁是有缘人呢？就是身体里有很多毒素、大便不爽的人，或者脸上油腻、长暗疮的人，另外还得有心、有毅力、有时间。

　　文小叔建议可以利用周末两天尝试一下。很多人有辟谷的想法，但不要一下子什么都不吃，用这个排毒秘方再合适不过了。

这个药，能助你排出一身的垃圾

下面为大家介绍一个中成药——保和丸。

很多人都以为保和丸是健胃消食的，这是对保和丸的误解，它的神通广大之处绝不局限于健胃消食。

如果要文小叔来评价保和丸，文小叔会这样说：保和丸是这个时代的药，是家家户户必须时刻准备的药。它是身体的清道夫，相当于一个城市的环卫工人，消一身的积食，祛一身的湿气，化一身的痰浊，通一身的宿便，排出五脏六腑之毒。这个时代太需要保和丸了，因为这是一个营养过剩的时代，我们吃进了太多的肥甘厚味、太多的添加剂；玩手机一动不动的人越来越多，我们的脾胃运化能力越来越差，堆积在我们身体里的垃圾越来越多。

我们的身体非常智慧，身体里的垃圾一定会千方百计寻找出口。出口在哪儿?

出口在皮毛、毛孔，于是一天不洗头发就油光可鉴，脸也油腻腻的，还会长痘痘和斑。不仅如此，手脚会出黏汗，袜子一天不换保准臭气熏天，有的人还有不堪忍受的狐臭，甚至有人会患各种各样的皮肤病，如荨麻疹、湿疹、牛皮癣等。

出口在嘴巴，你会觉得嘴巴一点也不清爽，口水特别多；出口在舌头，不看不知道，一看吓一跳，原来舌头厚厚的、腻腻的；出口在喉咙，总觉得有异物感，吐不出来咽不下去。

出口在二便。人的这两个出口越来越通而不畅了。小便还好，主要是大便，要么几天不来，要么来了半天也没多少，上个厕所很费劲，马桶冲好几遍还冲不干净。

所以，这个时代太需要保和丸这样的清道夫了。我们来看看保和丸的配方：

炒山楂、炒神曲、炒麦芽、半夏、茯苓、陈皮、连翘、莱菔子。

资深中医爱好者应该知道，这个方子包含了两个经典的方子。

第一个是焦三仙，由炒山楂、炒神曲、炒麦芽组成。吃肉吃多了怎么办？用山楂来消。山楂消肉食是一等一的高手，比如文小叔的一个朋友，每次与朋友聚餐吃多了肉就会买一串糖葫芦吃，效果立竿见影。

五谷、主食、米面，吃多了怎么办？别急，有炒麦芽来帮你。炒麦芽可消五谷之积。生麦芽还有生发之性，可以疏肝理气下乳，哺乳期乳汁少，用生麦芽准没错。

那么神曲呢？小伙伴们对它稍微陌生一些，不过做过甜白酒的人应该知道，做甜白酒时必须用神曲来发酵。神曲是在辣蓼、青蒿、杏仁泥、赤小豆、鲜苍耳子中加入面粉或麸皮后发酵而成的曲剂，再经过炒制而成。既然被称为神曲，肯定有它的神奇之处。神曲能够改变食物的性质，比如本来很滋腻、很不好消化的糯米经过神曲一发酵，就变成了大补气血、补而不腻的醪糟，而且还去掉了糯米的湿气。神曲擅长化酒食，可以解酒。

文小叔建议：每个宝妈都应该准备焦三仙，因为小孩子脾胃特别弱，吃多了肉、喝多了奶容易积食。宝妈们完全可以把焦三仙放进米糊里给孩子喝，味道也很好，酸酸甜甜的。宝宝只有肠胃放空了才吃得下饭，才能长高、长肉。不要担心焦三仙的副作用，因为焦三仙经过炒制已经去掉了寒性，药性非常平和。

另一个经典的方子是半夏、陈皮、茯苓。这三味药再加上甘草是什么方子？就是健脾祛湿化痰的经典方二陈汤。二陈汤可是痰湿体质的大救星。二陈汤是祛湿化痰的鼻祖，后世所有祛湿化痰的方子都在此基础上加减而成。二陈汤是保和丸的灵魂所在，没有二陈汤，保和丸的运用范围就会大大缩小，正是有了二陈汤，保和丸才具备身体清道夫的功能。

前面说过，身体里有很多垃圾，其中最主要的就是痰湿。这里的痰不仅仅是吐出来看得见的有形之痰，更是弥漫在身体各个部位的无形之痰。很多怪病都是由痰引发的，比如恶心、嗓子有异物感，还有打呼噜，甚至有的人失眠也是痰火扰心导致的，吃了很多清心安神的药不管用，喝几碗二陈汤，就睡踏实了。

身体有积食，有痰湿，这些垃圾沤在身体里就会化热，靠谁来清除这些热邪呢？靠连翘。这种像极了迎春花的草本自带一股清凉之气，热邪见了它就乖乖走开了。

保和丸最后一味药莱菔子。莱菔子是什么？是白萝卜的种子。它最擅长消食导滞化痰。我们知道种子的药性大多下行，而且种子都有一股油性——吃的植物油都是种子压榨的，这种油滑之性可以润肠通便，能够加快肠道的蠕动，让大便顺利排出。

焦三仙健胃消食，二陈汤祛湿化痰，连翘清热，莱菔子润肠通便，这几味药在一起，各司其职，共同清除身体的垃圾。

如果你觉得你身体垃圾太多了，用保和丸清一清，无毒一身轻，而且保和丸不会让人有依赖性，它本身会随着身体的垃圾一同排出体外。不过，文小叔仍要提醒，保和丸是祛邪的药，不是补益的药，只适合阶段性的清理身体垃圾，不可天天用。

调经第一方——温经汤

　　经常有人咨询小叔，不孕怎么调理？还有很多的粉丝问月经不调怎么办？其实这两者有很大关系，月经不调是女性不孕的原因之一。女性以血为本，这里的血就是经血。

　　我们来思考一下，为什么在什么都不缺的今天，不孕的女性反而越来越多呢？以前生活条件艰苦，能吃饱饭就不错了，但几乎家家都生四五个孩子。这个时代的生活方式发生了巨变，让越来越多的女性月经不调、子宫生病，从而丧失生育能力。这个时代的女性爱待在空调房里，怕见太阳，喜欢穿露脐装，不爱运动。这些生活方式有一个共同的特点：寒邪容易趁机而入。寒邪凝聚在子宫，安营扎寨，子宫的状态就像万物萧条的冬天。寒会导致子宫气血运行缓慢，于是出现月经量少、月经推迟。如果进一步受寒，月经就会不来或者出现痛经。再进一步发展就会气滞，然后血瘀，出现子宫肌瘤、子宫息肉、子宫内膜增厚等子宫疾病，这些疾病都属于中医癥瘕范畴，是寒凝气滞血瘀引发的。只有春天才会万物生长、生机勃勃，同样的道理，一个女人要想孕育一个新的生命，那子宫必须像春天一样。如何让女人的子宫从寒冰彻骨的冬天恢复到生机盎然的春天呢？

请看医圣张仲景专门打造调经第一方——温经汤。据文小叔所知，很多老中医用温经汤拯救了不孕不育者，为无数个家庭送去了幸福。在众多治疗不孕不育的方子中，温经汤的疗效是数一数二的。

温经汤出自张仲景的《金匮要略》，妙方先奉上：

吴茱萸 5g，党参 10g，姜半夏 10g，麦门冬 15g，甘草 5g，桂枝 10g，白芍 10g，当归 10g，川芎 10g，丹皮 10g，阿胶 10g（不需要煎煮，直接放进汤药溶化），生姜 15g。

服用这个方子有点特殊的要求。这个方子必须在月经期间服用，月经结束就停止，方子不能随便更改，这个月用完下个月接着服用。如果下个月月经不来，恭喜你，你怀孕了。

我们来分析一下这个方子。既然是温经汤，那么第一步就得温暖女人的子宫，温暖女人的任冲二脉，因为任脉与冲脉都起源于子宫，都是决定女人月经是否通畅的重要经脉。要温暖子宫，就必须用辛温的药，因为辛才能散，温才能驱寒。辛温的药可以驱散女人子宫凝聚的寒气，血得温则行，寒气散去，子宫的气血就会运行畅快。

这里张仲景用了吴茱萸、桂枝以及生姜三员大将，以吴茱萸为首，可以散去全身之寒气，尤其善于驱散肝经的寒气，还可以暖胃暖肾。桂枝不用说了，它是驱寒要药，几乎所有寒气导致的疾病，张仲景都会用桂枝。桂枝与方子中的甘草合用就是辛甘发散为阳，这两味药等于给女人的子宫制造了一个小小的太阳，太阳一出来，光芒四射，阴霾散去，子宫温暖如春，痛经、小腹冰凉、手脚发凉、月经有血块、腹泻等这些宫寒症状都会散去。桂枝再加上生姜协助，威力就更大了。吴茱萸、桂枝、生姜在这里好似给女人雪中送炭。

扶阳结束，接下来就要滋阴，因为阴阳一体，互根互生。怎么滋阴呢？补血就是滋阴，只有血足了，邪气才不会再一次卷土重来，就好比一个城市被攻克以后，一定要派军队驻守，不然一座空城仍会被敌人虎视眈眈地盯着。所以，张仲景用当归来养血，用白芍与麦冬来滋阴。当归是血家圣药、妇科圣药，能解决女人血不归经的问题——月经不调，该来不来，或者多了，或者少了都是血不归经的问题。白芍可以柔肝养血，加强肝的藏血能力，同时可以制约桂枝的温燥。麦冬可以养心血，同时也可以制约吴茱萸的温燥。

最后，张仲景还用了阿胶来补血。如此，子宫的阴阳失衡的问题就解决了，一阴一阳谓之道，阴阳平衡百病消。

接下来就要驱邪了。子宫里都有哪些邪气呢？受寒则影响气血运行，导致气滞，气行不起来，所以，张仲景用丹皮与吴茱萸来解决气滞的问题。丹皮既可以行气又可以活血化瘀，还能解决气滞导致的那一小撮郁火。

有气滞就有血瘀，所以女人的月经伴有血块，或者量大，或者淅淅沥沥老不干净，或者长肌瘤、息肉，总之都是一团瘀血。所以，这里张仲景又用了川芎，川芎化瘀的力道迅猛，上行头面部，中开郁结，下行血海，凡是子宫的问题，如果要化瘀的话必须用上川芎。同样，川芎还可以行气，能够搞定女人肝气不舒导致的气滞，很多女人喜欢生闷气，也会导致气滞血瘀，从而不育不孕。

让阳光照进来，让阴霾散去，把死血化掉，把新血引进来，把气运行起来，女人的子宫问题到这儿算是解决了。但是高明的张仲景还做了一步，也是他向来喜欢做的一步，就是无论何时都要保护脾胃，加强脾胃的功能。为什么？因为脾胃是气血生化之源，如果脾胃出了问题，哪有多余的气血去供养子宫，哪有多余的气血变成经血。不通会导致月经量少，这不通的背后是不荣，这不荣的根本原因还是脾胃。所以，这里张仲景用了他的脾三味来强壮脾胃，分别是党参、甘草、生姜，就差大枣了。最后再加一点半夏解决胃气不降、脾胃生痰湿的问题。

这就是张仲景的温经汤，从四个方面来调理女人的月经问题：第一个是受寒导致的月经问题，第二个是血虚导致的月经问题，第三个是气滞血瘀导致的月经问题，第四个是脾虚导致的月经问题，囊括了女人月经不调的多数原因。

这个方子能够解决月经推迟、闭经、月经量少或者量大、月经来了不走、子宫肌瘤、子宫内膜增厚、子宫息肉等问题。

这个方子最大的好处就是帮助女人怀孕，因为女人的月经好了，就会怀孕。

另外，张仲景说这个方子可以滋润女人的皮肤，尤其对那些皮肤干燥的女人，可谓是一大救星，从此脸色红润，面若桃花。

这个方子阴阳双补，寒热同调，即便你分不清自己到底是不是宫寒也没有关系，大多数人都可以用这个方子。

治疗宫寒第一药——艾附暖宫丸

　　文小叔开通免费电话咨询的时期，有一位30多岁的女士，恳求文小叔提供一个让她快速怀孕的方子。她说自己备孕两年了，始终怀不上，婆家意见很大，怂恿儿子跟她离婚。医院检查结果显示男女双方都没有问题，真是奇怪。

　　怀孕是天时地利人和的事，没有什么灵丹妙药能够让谁快速怀孕。不过，听她说自己的症状，大部分都与宫寒相关，于是小叔让她先不管不孕的事，先把子宫调理好再说。小叔让她服用一个专门针对宫寒的古方，然后就把这事忘记了。

　　大约三四个月后，突然收到一条短信，原来这位女士说服用该方一个多月后宫寒症状明显改善，三个月后去医院检查，竟然怀上了，太令人惊喜了。

　　看到这儿，肯定有人好奇这个神药到底是什么了，竟然可以治疗不孕不育。其实这个药并不直接治疗不孕，但是它可以改善女人子宫以及卵巢的内部环境，扫除子宫里的阴霾寒凉，让子宫恢复春天般的生机勃勃，自然怀孕的机会大大增加。

　　宫寒，中国女人的痛。其实，中医里并没有宫寒的说法，宫寒并不是指子宫或者卵巢的温度很低，而是说子宫的状态像冬天一样，万物凋零，毫无生机。这样的状态，怎么适合孕育一个新的生命呢？

如果你有以下症状，需要警惕宫寒找上你了。

宫寒的女人嘴唇颜色很暗，甚至发青发紫。

宫寒的女人手脚冰凉，全身怕冷，尤其小肚子，摸上去总是冰凉冰凉的，总喜欢用热水袋敷一下。

宫寒的女人经常腹泻，稍微吃点生冷寒凉，受点风，就要拉肚子。

宫寒的女人经常痛经，这种痛经可不是一般的痛，痛得在床上打滚。

宫寒的女人月经不调，月经通常会推后，甚至闭经，月经量少，有大量的血块。

宫寒的女人白带增多，且清晰如水。

宫寒的女人经常腰膝酸软，稍微弯一下腰就受不了，而且腰膝总觉得凉飕飕的。

宫寒的女人尿频，小便清长。

宫寒最大的危害是什么？就是不孕。宫寒还会导致子宫肌瘤、子宫内膜增厚、卵巢囊肿、输卵管堵塞、习惯性流产、胎停、宫颈炎、盆腔炎等妇科疾病。

现在，文小叔奉上治疗宫寒第一方——艾附暖宫丸，文章开头的女士正是服用了这个妇科圣药，才喜得贵子。艾附暖宫丸的方子是这样的：

艾叶、香附、吴茱萸、肉桂、当归、川芎、白芍、地黄、黄芪、续断。

我们要明白，为什么同样的年纪，有的人容易宫寒，有的人却不容易宫寒？宫寒是因为这个人的正气不足。正气内存，邪不可干。邪之所凑，其气必虚。哪里的正气虚了？当然是子宫里面的正气虚了，需要大量的气血滋养。所以，这个方子首先考虑的是要养血，以四物汤打底，四物汤的组成为当归、川芎、白芍、地黄。

对于不育不孕，男人一定要养精，女人一定要养血，何况女人的子宫是血海，只有气血充盈，子宫才会焕发生机。可以想象，如果子宫没有大量的气血，即便怀孕了，又怎么能够养好胎儿？四物汤把血补足了，还得补气，气血是相互依存的，气为血之帅，血为气之母。要想血活起来，必须要靠气的推动。补气，自然少不了黄芪。黄芪加上四物汤就是气血双补。

子宫归肾所管，肾主生殖，肾气虚也容易宫寒，所以在养血的同时还要加强肾气，强壮肾阳。什么药可担此重任呢？肉桂与续断可以。肉桂，是肾阳虚第一要药，可以强壮命门之火，还可以引火归元。著名的中成药桂附地黄丸若没有了肉桂，其身价就会一落千丈。续断也是补肾阳的，可以强壮腰肾。

扶正完毕，接下来就要攻邪了。攻什么邪？宫寒宫寒，自然是寒邪。于是驱寒第一草艾叶隆重登场。艾叶，读者已经很熟悉了，它是纯阳之物，像宫寒这种纯阴之病，自然需要艾叶来攻克。艾叶通行人体十二条经络，把经络打通之后，其火性就会流遍全身，直达子宫，让子宫瞬间阳光普照，冰雪消融，一派生机盎然，这是每个女人都渴望的状态。有了艾叶，血得温则行，通过四物汤补进去的血就会顺畅地运行起来。

如果宫寒的程度比较严重，艾叶难免有点孤掌难鸣，那就叫来吴茱萸帮忙。吴茱萸不仅是一位驱寒大将，还有引火归元的本事，比如用吴茱萸粉敷脚心可以治疗口腔溃疡。吴茱萸暖五脏，最暖肝，治疗肝经寒凝导致的疝气最拿手，张仲景对此有一个著名的方子叫吴茱萸汤。

最后，香附的作用是什么？香附可以行气止痛。宫寒的女人大多都会痛经，香附刚好可以解决这个问题。再加上艾叶温经通络，痛经就会望风而逃。香附行气，气行则血行，血行则通，通则不痛。

这就是艾附暖宫丸，香附可以养血、补气、补肝、补肾、暖宫、调经。不过，对于这个药，最好的服用方法是用黄酒送服，事半功倍。暖宫调经、活血化瘀的药用黄酒送服最佳，因为黄酒是开路先锋，是药引子，可以迅速把药效带到身体需要的地方。

这个妙方，送给失眠多梦的人

晚上月华如水，人们安然入睡。睡觉是为了养阴，养阴是为了养阳，是为了第二天的阳气能够顺利生发，是为了精力充沛、生机勃勃地做很多很多事情。然而，如果晚上睡不着觉呢？

偶尔一次睡不着倒也无妨，我们的身体会启动强大的恢复机制。但是，如果长期彻夜难眠呢？肯定无法养阴，阴是基础，没有阴，阳自然也生发不起来，最终的结果是阴阳两虚，五脏六腑皆虚。所以，大多数长期失眠的人面容憔悴，眼袋、黑眼圈、皱纹找上门来，甚至损耗阳寿，衰老得快。

有人说："我也不想失眠啊，可就是睡不着，急死了，怎么办？"

怎么办？不少人借助安眠药来强制自己入睡。这是一个错误且危险的选择。失眠本来就损害身体了，安眠药更加伤害身体。所以，文小叔在此真心奉劝，刚开始出现失眠的时候不要服用安眠药，尝试调节作息，经过一段时间，失眠会自动好转，或者在中医的调理下痊愈。一旦吃上了安眠药，就会彻底扰乱身体的自我修护机能，再想用中医调理就难了。

安眠药的原理，西医说是抑制中枢神经，在中医看来其实就是冰封阳气。失眠最本质的原因就是阳不归阴，阳气妄动。服安眠药睡着了，看似睡得很香，实则不利于身体健康。

在正常的睡眠中，肝胆会得到充分的休息，而在安眠药作用下的睡眠，肝胆不但得不到休息，反而负担加大，为什么？因为肝胆要解安眠药带来的毒。正常睡眠后，人起床时精神抖擞，吃安眠药睡醒后，人仍昏昏沉沉。

人可能大发脾气后睡不着；彩票中奖了睡不着；晚上吃多了睡不着；受了惊吓睡不着；有心事胡思乱想睡不着；有长期熬夜的习惯，想早睡也睡不着……失眠的原因林林总总，看似复杂，大道至简，归结起来不外乎四个字：阳不入阴。气为阳，血为阴。气有余便是火，说得更通俗一点，失眠就是上火了，是各种火干扰了心神。这些火原本是安安静静待在五脏六腑之中的，现在调皮地跳出来了。

火有实火、虚火之分。实火导致的失眠根本不用治疗，过几天会好转。只有虚火导致的失眠迁延不愈，时好时坏，反反复复。是的，这个世界上百分之八十的失眠都是虚火导致的，尤其是女性朋友，更是如此。

神医张仲景有一个专门针对虚火失眠的妙方：酸枣仁汤。

酸枣仁 30 克，茯苓 9 克，知母 6 克，川芎 6 克，甘草 3 克。

这个方子很简单，读者朋友有没有注意到，方子中哪味药最多？酸枣仁！是的，酸枣仁是这个方子的君药，可以说，其他的药都是来辅佐酸枣仁完成治疗失眠的重任。很多时候，酸枣仁这味药单独用就有很好的效果。用药讲究配伍，讲究君臣佐使，目的就是达到阴阳平衡的状态。但有时候也不必拘泥于一格，中医用单方治病就像集中主力部队，往往也会收到意想不到的奇效。比如重用单方三七治疗跌打损伤，重用单方山药治疗虚损，重用单方山茱萸治疗大病初愈、元气欲脱，重用单方茯苓治疗脂溢性脱发等。

文小叔曾经与一位中医交流，谈到失眠时，他说他调理各种失眠，无论开什么方子，都会加入酸枣仁，更多时候，什么都不用，就用酸枣仁一味药。他曾经重用酸枣仁 50 克煮水，患者只服用一天，当晚睡眠就得到了改善。

通常来说，一味中药可调理很多疾病，但酸枣仁有些与众不同，它调理失眠方面很在行！也许这就是所谓的术业有专攻。药典鼻祖《神农本草经》说它补中益肝，助阴气，这里的"助阴气"就是治疗失眠；《本草纲目》说它熟用疗胆虚不得眠，烦渴虚汗之症，生用疗胆热好眠；《名医别录》说它主烦心不得眠……各大医典都在说酸枣仁的安神助眠奇效，其他方面的效用也有，不过是寥寥数笔，可见酸枣仁的独到之处。

酸枣仁味道是酸的，所以可以补肝血，肝血足了，肝的虚火自然就下来了。酸枣仁还入心经，可以补心血，心血足了，心的虚火自然就下来了。虚火没了，睡眠自然就踏实了。

不仅中医认识到酸枣仁的奇效，连西医也对此心服口服。西医对酸枣仁做了实验，把煎出来的药汁注射到小白鼠体内，不一会儿小白鼠就昏昏欲睡了，甚至连刚刚受过咖啡因强烈刺激的小白鼠也抵抗不了酸枣仁的安眠作用。

更妙的是，酸枣仁还是药食同源的食物，有安眠作用，却没有安眠药的副作用。

问题来了，怎么用才能够让酸枣仁发挥最大的威力？

记得炒熟用。如果失眠不怎么严重，只是睡眠浅、多梦，就炒熟打粉，每晚睡前用蜂蜜水送服 6 克。如果重度失眠，可以用酸枣仁 50 克煮水喝，需要在大夫的医嘱下服用。

张仲景除了用酸枣仁补血养血，还稍稍用了川芎来行气活血，让补进去的血活起来。同时川芎还可以活瘀血，通常血虚的人或多或少会有点瘀血，瘀血也会导致烦躁发热而不能眠。再用茯苓来清心安神，茯苓主要是祛湿的，但很多人不知道它还有清心安神的作用，这个时候用的是茯苓的一部分，那就是茯神。虽然是虚火，但毕竟是火，所以张仲景又用了少量的知母来清热除烦，同时牵制川芎的温燥，最后用甘草来调和诸药。

就这样，一碗简简单单的酸枣仁汤下肚，失眠好了，心也安了，不心悸了，不烦躁了，头不晕了，目不眩了，咽不干了，舌头不燥了，也不出虚汗了。

文小叔曾经用这个酸枣仁汤治好了一位女性朋友的严重失眠。她脾气急，事业心强，好胜心也很强，恰逢更年期，婚姻又出现了一些问题，导致一个月以来没有睡过一个踏实觉。躺在床上翻来覆去，脑子里一大堆乱七八糟的事，往往要折腾到半夜三点才能勉强入睡，很多时候一夜都不曾合眼。她知道睡眠是第一大补，睡眠不好会老得很快，于是恳求文小叔给她调理调理。

文小叔见她不是痰火导致的失眠，不是心胆气虚导致的，不是气郁导致的，更不是胃不和卧不安导致的，细问下来认定她的失眠主要是更年期精血不足、虚火上炎导致的，于是给她开了酸枣仁汤。文小叔一狠心，重用酸枣仁 50 克（酸枣仁的价格比较贵），让她睡前一个小时服用。

第二天她就告诉文小叔，这酸枣仁汤太好了，昨晚很快就入睡了，而且中途没有醒来，更让她惊喜的是连梦都没有做。文小叔乘胜追击，让她服用 7 天，7 天后，她睡眠恢复如初。

以前她对中医半信半疑，因为这件事，她对中医有了新的看法，开始认同中医，打算学习《黄帝内经》的养生智慧。一个方子能够改变一个人的观念，多么有成就感。

愿每个人每晚都能安然入睡。

百年秘方治疗脱发、白发

第一批"90后"已秃顶，这不是调侃，这是现实，所以越来越多的"90后"拿起了保温杯，放入了枸杞。

去年，文小叔回了老家湖南一趟，让小叔颇感意外的是，"90后"堂弟头顶前部的头发差不多都掉没了。堂弟不好意思地说，自己也不知道怎么回事就慢慢掉光了。原本玉树临风的堂弟，毕业不到一年就挺了个啤酒肚，小叔顿时明白了堂弟脱发的原因。

现在这个年代，脱发、须发早白的人比古人要多很多，因为这个时代环境污染太严重了，吃的食物太复杂了（含各种各样的添加剂），很多人生活习惯不好，身体不断地透支，脱发的年轻人比比皆是，"90后"已经成了脱发的主力军。导致脱发的原因有很多，仅仅依靠市面上的防脱发洗发水远远不够，因为脱发是身体内部出了问题，是五脏六腑出了问题。

小叔介绍的这个方子可以说是主打调理脱发、白发的，这样的方子真不多，而且这个方子光听名字就让人心向往之，它叫七宝美髯丸，方子如下：

何首乌、当归、枸杞子、菟丝子、补骨脂、茯苓、牛膝。

这个方子治疗脱发、白发的依据是什么?

第一,中医认为,发为血之余。也就是说,只有当一个人气血充足且有余的时候才有头发长出来,如果气血不足只得弃车保帅,先紧着五脏六腑,四肢末梢及毛发先丢一边。人老了,或者人生大病如癌症化疗,都会掉发,为什么?就是因为身体气血不足了,只能先保五脏六腑。

这个"血"怎么讲?包含哪些脏腑?肝藏血,肝是血库,肝血不足,头发就会枯槁、脱落。另外肝主生发,肝气会生发到头部,会把肝血带上来,如果肝气不足或者肝气郁结,气血就生发不到头部,头发得不到气血的滋养,自然就会脱落。另外,心主血脉,血脉是否畅通要看心脏的功能是否强大。脾统血,气血是否固摄得住,是否按部就班地在各自血脉运行,需要脾的统摄能力。

所以,要想头发好,第一步就要补肝血,这是重中之重。补肝血用什么?这个方子最重要的一味药登场了,那就是何首乌。几乎所有人都知道何首乌的功效,那就是乌发。补肝血的药有很多,但有的补眼睛,有的补指甲,有的补筋骨,因为肝管辖的范围挺广的——肝开窍于目,其华在爪,肝主筋,而何首乌补肝血专门补到头发上。看看何首乌这个药名就知道了,首就是头,乌就是黑亮的意思。几乎所有的防脱发洗发水都声称加了何首乌,可见何首乌美发效果堪称一流。

除了何首乌,补肝血的还有当归,各位应该很熟悉了,它已经在小叔的文章中亮相多次,而且次次都是主角。大家只需记住一点:当归是补血圣药。当归还有一个好处,那就是血中气药,也就是说,当归大补肝血的同时还有行气的作用,能够让血运行起来,让气血顺利抵达头顶，滋养头发。

肝血足了，心血自然就会充足，为什么？因为木生火。肝属木，心属火。心脏有了心血的供养，动力就足，心主血脉的功能就强大，血脉就通畅。所以，这里并没有直接用补心血的药。

这是七宝美髯丸治疗脱发、白发的第一理论依据。第二理论依据是：肾，其华在发。

这句话告诉我们，头发是肾开出来的花朵，花朵是否灿烂、何时凋零枯萎都与肾有关。如果说产后脱发属于血虚，那么中老年脱发就属于肾气衰落。

五色入五脏，黑色入肾，头发是否黑亮与肾精足不足有关。肾精不足，头发就会发黄、发白；肾精足，头发才会黑亮。另外，如果肾气不足，固摄不住头发，自然会脱落。所以，第二步一定要补肾。而且中医还有一个理论，那就是肝肾同源，肝血不足绝不仅仅是肝的问题，还与肾有关。肝五行属木，肾五行属水，只有水才能生木，没有肾水的滋养，肝木迟早会成为朽木。可以说，肝血的根本来源就是肾精。

补肾用什么？这里用了三味药：枸杞子、菟丝子、补骨脂。

肾精会转化成两种力量，一种是肾阴，一种是肾阳。枸杞子补肾阴，益肾填精；菟丝子与补骨脂补肾阳。

菟丝子是一种没有根的寄生植物，通常会被当作杂草锄掉，经常寄生在大豆身上，抢夺大豆的营养，导致大豆死亡。菟丝子是往上缠绕的，所以药性往上走，有一股阳气，能够把肾气带到头部，这就是选它来调理脱发的原因。菟丝子还能调理黄褐斑。

再说补骨脂。其实一看这个名字就知道这个药是补药，补啥？补肾。因为肾主骨，补骨就是补肾。补骨脂是种子，种子的药性就是走肾的，补骨脂又是黑色的，黑色也入肾，所以补骨脂补肾的作用很强。因为种子会把植物的精华牢牢封藏，所以补骨脂有一种强大的封藏能力。很多补药，只是补，但不藏，封藏能力不够的人会出现一边补一边漏的现象，这样补再多也没用，比如同样补肾的淫羊藿，补后反而会产生泄的欲望。补骨脂的好处就是一边补一边藏住，让精华不流失，所以补骨脂可以治疗早泄遗精、盗汗腹泻。精藏住了，肾精也足了，头发自然就好了。

为什么要加入牛膝与茯苓呢？牛膝可不是牛的膝盖，而是一味长得像牛的膝盖的本草，所以它对膝盖很有好处。牛膝肝肾同补，肝主筋，肾主骨，所以牛膝可以强筋壮骨，对肝肾亏虚导致的腰腿病很有好处。

有一句话叫作无牛膝不过膝，就是说要想治疗膝盖以下的病，没有牛膝是不行的，调理风湿性关节炎的名方独活寄生丸里就有牛膝。需要特别提醒的是，孕妇不能用牛膝。

茯苓用在这里是佐药，是健脾祛湿的，因为这些补肝补肾的药有些滋腻，比如补骨脂容易生湿热，需要茯苓这种甘淡的药来中和一下，用茯苓把脾湿去一下，有利于脾胃对药性的吸收。

七宝美髯丸主要调理哪些情况下的脱发、白发呢？

熬夜导致的脱发、纵欲伤精导致的脱发、产后脱发、中老年肾气衰落导致的脱发、雄秃、少白头，这六种脱发都属于肝肾阴虚。当然七宝美髯丸不仅仅调理脱发、白发，对治疗牙齿松动、早泄遗精也有效果。

注意，对于脂溢性脱发及情志病导致的斑秃，此药无能为力。

顺便提一句，只有同仁堂生产七宝美髯丸，服用这个药的同时配合食疗方九蒸九晒黑芝麻丸效果更佳。

二妙三妙四妙，
搞定令人羞羞的妇科炎症

　　重庆的一位白领女性，因为一次免费的妇科检查，被告知得了宫颈糜烂（现称"宫颈柱状上皮异位"）。这家医院的医生说，这个程度还不做手术容易得宫颈癌，把这位还没结婚的白领女性吓傻了。于是她做了手术，结果如何呢？没过多久又复发了，医生说还要做手术。吃一堑长一智，这一次她拒绝了。后来她看到小叔的文章，发来留言。小叔告诉她，宫颈糜烂不能跟宫颈癌画等号，如果实在想治，可以用中成药二妙丸试试。大概一个月后，她发来消息："小叔，二妙丸真的很妙啊，我服用了20多天，今天去检查说病情已经好转，照这样下去的话，应该很快就好起来了。太感谢你了。"

　　还有一位在大型外企做销售的美女，得了霉菌性阴道炎，每天瘙痒难耐，因为涉及隐私，她不愿意去正规医院治疗，只好在网上求医问药，查找资料。有一天，她就问到小叔这里了。这位美女素来应酬较多，觥筹交错，小叔判断她这是湿热下注引起的霉菌性阴道炎，于是让她服用二妙丸，同时用土茯苓煮水喝。她还没来得及去买土茯苓，只服药3天，效果就体现了，她乘胜追击又买了三盒药。让她惊讶的是，不但困扰她多年的阴道炎好了，连白带异常也好了，以前的白带发黄、发臭、豆腐渣样，现在都恢复正常了。

文小叔暗自惊叹，这二妙丸真乃妙手回春也。看到这儿，很多读者尤其有妇科炎症的女性朋友们肯定着急了，迫不及待地想知道这二妙丸到底是什么方子，都有些什么药材。

小叔说出来后，你们肯定会吃惊，如此奥妙的方子竟然只有区区两味药：

苍术、黄柏。

到底妙在哪里？让小叔来揭开二妙丸的神秘面纱。

二妙丸的第一大妙处：治标治本。

很多药调理湿热仅仅治标，比如龙胆泻肝丸、加味香连丸、三仁汤、红豆薏米汤等。我们知道湿气有一个特点，那就是湿性下沉，湿气容易往下走到腰部、膝盖、脚底板，所以要选择药性往下走的药来清热利湿。二妙丸里的黄柏又苦又寒，苦能燥湿，寒能清热。黄柏走而不守，药性一路往下，把湿热赶跑。

下焦的湿热是没有了，但仅仅是暂时性没有，这是治标，治本治什么？治本就要彻底斩断湿气的来源，不然这边在祛湿，那边在源源不断产生湿气，白白浪费精力。湿气的源头在哪儿？在中焦，中焦是什么？中焦就是脾胃。读者请记住一句话，脾胃是湿气的来源，脾胃不好，湿气就会源源不断产生。所以，脾一旦健运起来，湿气就会被化掉，用什么药呢？当然是苍术了。

苍术，健脾祛湿的高手，我们知道白术是健脾祛湿一等一的高手，苍术比白术还要厉害，这么说吧，在祛湿这件事上，白术只能跟在苍术这个大哥后面跑。苍术与白术的区别在哪儿？苍术健脾的同时更擅长祛湿，白术在祛湿的同时更擅长健脾。通常来说，如果湿气不是过于凶猛的话，一般选择白术。苍术有一股雄厚的香味，而脾最喜欢香味。香味可以醒脾，叫醒被湿气困住的脾胃，脾胃一旦被叫醒就不再懒洋洋了，会精神抖擞地干自己该干的事情。

湿热，湿热，到底是以祛湿为主，还是以清热为主？有人说，干脆两者一起解决。不对。湿气久了就会化热，所以想彻底解决湿热，必须先彻底解决湿气。苍术是治本，彻底解决脾胃，彻底解决湿气；黄柏治标，解决热。

二妙丸的第二大妙处：寒热并调。

很多女性非常烦恼，一方面下焦湿热，有各种妇科炎症，另一方面中焦脾胃又虚寒。用清理湿热的药怕伤了脾胃，用温中健脾的药又怕加重下焦的湿热，这可如何是好？真是左右为难。

莫急莫愁，二妙丸为你解忧。二妙丸既可以温中健脾，又可清热利湿。苍术温中健脾，是温热药，不会伤了阳气和脾胃；黄柏是苦寒药，因为有了黄柏，苍术不会加重下焦的湿热。二者合用，互相制约，互相成就。

二妙丸的第三大妙处：有升有降。

中医认为，出入废则神机化灭，升降息则气立孤危。意思是说，人体的气机必须有升有降，如果只有升没有降或者只有降没有升，都是不行的，气机就会陷入危险的境地。

具体来说，肝气、肾气、脾气要升，胆气、胃气、肺气、小肠大肠之气要降。苍术，可以气化中焦，让脾气升起来，之后就会激发清阳气；黄柏苦寒，苦寒的药都是破气降气的，可以让胃肠之气往下降，于是身体的湿浊之气就会往下走。

二妙丸的第四大妙处：有补有泄。

攻邪的药用太多会耗伤正气，苦寒的黄柏就是如此，如果单独用来救急治标可以，长期用来调理身体绝对不行，不过有苍术就不必有此顾虑了。黄柏泄气、破气、耗气，苍术可以提气、补气。当然，如果气虚得厉害的话可以加入黄芪。

二妙丸可治标治本、有升有降、有寒有热、有补有缺，专门调理湿热导致的各种症状，包括湿疹、荨麻疹，尤其针对妇科炎症更是拿手，比如湿热导致的盆腔炎、附件炎、阴道炎、宫颈炎、膀胱炎、尿道炎、宫颈炎、白带发黄等。此外，二妙丸也可以调理男科疾病，比如急性前列腺炎、阴囊湿疹、痛风等。

读者朋友不妨回家照照镜子，如果舌苔厚厚的、发黄，小便不利、特别黄，还有刺痛，就可以放心用二妙丸。根据小叔观察，凡是急性妇科炎症，大多是湿热惹的祸，即使用错了也没关系，因为这个药配位精妙，不会伤正气、伤脾胃。如果用上 7 天一点效果都没有，就可以不用了。

顺便说一下二妙丸的两个弟弟。

二妙丸的大弟叫三妙丸，就是在二妙丸的基础上加了一味药：怀牛膝。方子是这样的：

苍术、黄柏、怀牛膝。

这味药算是锦上添花。怀牛膝可以强壮腰肾，强壮筋骨，补肝血又补肾阳，还可以引药下行。三妙丸更侧重调理风湿腰痛、风湿腿痛、风湿关节炎、痛风等。

二妙丸的小弟叫四妙丸，就是在三妙丸的基础上加了薏米。方子是这样的：

苍术、黄柏、怀牛膝、薏仁。

加入有祛湿作用的薏米后，这个方子的祛湿力度更大了，侧重于湿气大于热的疾病，变成专门用来调理下肢水肿，以及各种以红肿热痛为特征，需冰敷的关节炎。

有了二妙丸，女人的难言之隐再也不用愁了。

这个方子可治痛经、肌瘤、多囊等多种妇科病

这个方子可以治疗与月经有关的症状，无论是闭经、月经推迟、月经量少、有血块，还是痛经痛得在床上打滚。

这个方子可以消除所有由月经引发的负面情绪，无论是悲伤还是烦躁、生气，无论是焦虑还是紧张。

这个方子可以治疗由月经引发的各种虚证，无论是头晕、胃口差、体力不支，还是腰酸背痛、腹泻。

这个方子可以治疗女人腹中各种疼痛，例如刺痛、钝痛、绞痛、绵绵作痛，或是抽痛、阵痛、剧痛。

这个方子可以治疗女人产后出现的各种症状，无论是小产还是大产，无论是产后肥胖、产后抑郁，还是产后便秘、产后脱发。

这个方子可以美容养颜，无论是浮肿、眼袋、黄褐斑、蝴蝶斑，还是脸黄、满脸皱纹。

这个方子可以为无法怀孕的女人带来福音，小叔已经做过两次"送子观音"了，第一次用姜枣茶，第二次用温经汤。小叔相信，这个方子同样会让更多女人怀上宝宝。

这个方子可以治疗子宫肌瘤、子宫腺肌症、子宫内膜炎、子宫内

膜增厚、卵巢囊肿、多囊、盆腔炎、盆腔积液、附件炎、膀胱炎、宫颈炎、输卵管堵塞等超过 20 种妇科病。

谁的方子有这么大的气场？当然是神医张仲景呕心沥血专门为女人打造的妙方。

这个方子叫作当归芍药散，记载在张仲景的《金匮要略》里，药方是：

当归 9 克，川芎 9 克，白芍 30 克，茯苓 20 克，白术 12 克，泽泻 20 克。

当归芍药散的中心思想是什么？到底是如何搞定妇人腹中诸疾痛的？

妇人的病大体可以分为两种，一种是上面的病，多是由气引发的，因为气为阳，阳性的东西总是要往上走，比如甲状腺疾病、乳腺疾病都是气病。另一种是下面的病，下面的病主要集中在腹部，尤其是小腹，多是由血水不和引发的，女人的经水就是血水——血与水的交融。血水同为阴，阴性的物质总是要下沉，所以妇科疾病都集中在下焦，集中在腹部。

既然是治疗妇人腹中诸疾痛，那么中医治疗痛的两大最基本的原则是什么？

第一条原则是不荣则痛，第二条原则是不通则痛，而当归芍药散就可以把这两大问题一并解决，如何解决？调和血水。

先解决血的问题。女人一生失血过多，血虚会引发百病，大多数妇科疾病都与血有关。第一步要解决血虚的问题，这是解决不荣则痛的关键，也是解决不通则痛的根本之法，因为一切不通背后的根本原因就是不荣，也就是说先有不荣，然后才慢慢形成不通。用什么解决不荣呢？张仲景用了当归，当归补血第一，大家对它的作用应该很熟悉了。

血为阴，补血必须滋阴，张仲景又请来了白芍来协助当归，白芍药性很温柔，可以柔肝、滋阴敛血，把血收回来，让气血不过多耗散。白芍在这里还有一个妙处，那就是缓急止痛。痛是一种紧急的状态，而白芍主收、主静、主缓，可以大大缓解痉挛，缓解紧张，缓解疼痛。如果疼痛很厉害，白芍可以多用一点。

解决了不荣的问题，再来解决不通的问题。不通就要活血化瘀，就要行气，川芎当之无愧扛起了这个重担。川芎既可以行气又可以活血化瘀，先把血脉里的死血、瘀血化掉，然后再给血一股推动力，让血运行得畅通无阻。

资深中医爱好者应该知道，这三味药就是大名鼎鼎的补血第一方四物汤中的三药：当归、白芍、川芎。就差一个熟地了。为什么不用熟地呢？因为这里以通为主，熟地太过于滋腻，所以不用。

这三味药解决了血的不荣与不通，接下来要解决水的问题。

为什么还要解决水的问题呢？因为水湿多了会妨碍气血的运行，血就会少，就会形成瘀血，反过来血也会影响到水。如果血脉不通畅、血不足，也会加剧身体的湿气泛滥。血不利则为水，水不利则为积，就是瘀血。所以，血水通调才能彻底解决血水不和导致的各种疼痛。

如何治水呢？第一步就是要把身体里的废水全部利出去，张仲景用了泽泻与茯苓，茯苓利中焦脾胃的水湿，泽泻利下焦肾与膀胱的水湿，水湿一去，气血顿时流通畅快。利水的还有白芍，白芍重用也有利水的作用。

但是有一个问题，这边利水，那边又源源不断产生湿气怎么办？

所以，第二步是治本，彻底解决水湿的来源，治本治什么？治本治脾。脾是水湿的来源，诸湿肿满皆属于脾。加强脾胃的运化能力，水湿才会少。治脾用什么呢？当然是健脾祛湿第一药白术。白术一方面可以健脾祛湿，解决身体水湿的来源；另一方面还可以把身体里的好水利用起来，气化成津液，就像水蒸气，润泽身体。

白术与茯苓形成对药，加强脾胃的运化吸收能力。脾胃是气血生化之源，脾胃好了，就会为身体输送源源不断的气血，顺道帮助解决血的问题。

这就是张仲景的当归芍药散，这个方子就是把血水补足，打通血道，发一场大水，把身体里的浊水、浊血统统排出去。女人腹中的很多包块其实就是不好的血水相互缠绕，当把这些血水全部排出去的时候，这些包块自然就不见了。

一天一剂，小叔建议服用 21 天。

这个方子帮你解决阴痒

很多女性得了阴痒都不好意思说，更别提去医院了，觉得这是一件很丢人的事，于是只好在网上查资料，胡乱给自己治疗，结果越治越坏。

其实这个病不难治，只要改变一下生活习惯，再用方子调理一下，很快就会好。无论是真菌、霉菌、细菌，还是衣原体、支原体导致的，都不要被这些名字困扰，而是要跳出这个圈子，从更高的层面来调理，不然今天治好了，明天又复发。

西医诊断的这些病名，在中医看来就是一个"虫"的概念。中医怎么治虫？眼中无虫，心中无虫，见虫不治虫，而是治身体的环境，改变虫喜欢的环境。虫喜欢什么样的环境？潮湿的环境！如果身体湿气很重，下身总是湿漉漉的，那简直就是虫的天堂。所以，一定要让身体干爽起来，让下身清爽起来，这是真正的治本之道！

文小叔查阅了很多医书，最终请出了妇科名医傅青主的妙方，在其基础上有了完带汤加减：

白术 30 克，山药 30 克，人参 6 克，白芍 15 克，车前子 9 克，苍术 9 克，甘草 3 克，陈皮 2 克，黑芥穗 2 克，柴胡 2 克，苦参 6 克，艾叶 6 克，土茯苓 15 克。

完带汤是治疗白带的，阴痒属于白带异常的一种症状。治疗什么样的白带呢？就是白带过多，清稀如水或者如豆腐渣，或者如唾液，颜色只要是白色的就可以。

傅青主认为带下病是湿邪作祟，那怎么治湿呢？诸湿肿满皆属于脾，脾不好是湿气的来源。所以，傅青主大胆重用白术与山药这组药，用白术来健脾祛湿，用山药来补脾。这组药很妙，白术解决脾阳，山药解决脾阴，阴阳平衡百病消。然后再用一点人参补脾气，脾气足了，运化水湿的能力就提高了。

很多女人脾不好，是因为肝不好导致的，因为女人喜欢生气，肝气郁结就会横逆克脾，这样一来脾还是好不了，湿气还会产生。怎么办呢？傅青主看到了这一点，于是请柴胡与白芍来帮忙，柴胡与白芍是调肝的经典搭档。柴胡舒肝，白芍柔肝，这一舒一柔，肝就不会没事找事找脾胃的麻烦了。柴胡主升主散，白芍主降主收。白芍养阴血，柴胡有一股阳动之气，可以把白芍的阴血升上去。总之，白芍与柴胡一用上，肝的问题就解决了。

解决了脾，又解决了肝，接下来是治标，直接针对湿邪。如何用最快的速度把身体的湿邪赶跑呢？最直接、最简单粗暴的方法就是直接把水湿通过小便利出去，这里傅青主用了车前子。车前子是利尿的要药，药性走下焦，专门搞定下焦的水湿。然后再用苍术来燥湿，苍术与白术是兄弟，苍术力道雄厚，燥湿为主，偏于治标；白术力道沉稳，以健脾为主，以祛湿为辅。瘦人多用白术，胖人多用苍术。

为了让湿气散得更快一点，傅青主又给身体刮起一阵风，让湿气散得快些，这叫风胜湿。这里用了陈皮理气，用了荆芥穗驱风，这两味药用量非常少，起到锦上添花之效。

最后三味药——苦参、艾叶、土茯苓，是小叔加的，专门用来止痒。苦参可以杀虫、防止过敏，还可以强心，把心经里的热泄掉，心里没有热就不会痒。《黄帝内经》说，诸疮痛痒皆属于心，所以止痒要治心。艾叶有一股辛烈的芳香，虫子最怕这种味道，可以直接让虫子逃之夭夭，自古以来就是杀虫驱邪避秽的要药。艾叶还可以温阳祛湿，与苦参搭配，一升一降，一寒一热。土茯苓也是止痒圣药，也是广东人经常用来煲汤的食材，性平，清热祛湿，可以治疗梅毒、淋病。很多人阴痒，不严重的话，单用一味土茯苓煮水喝就可以止痒。

艾叶、苦参、土茯苓，这三味药可以用来煎汤外洗。如果没有阴痒，只有白带异常，这三味药可以不用。

文小叔把这个完带汤推荐给了很多女性朋友，她们最大的反应就是治疗白带效果好，基本上服用5天就有效果了。小叔建议先抓7天的药服用，若没有效果说明不对症，就不要服用了。

更妙的是，完带汤不仅能治疗女人的阴痒、白带，治疗男人阴囊潮湿也非常有效。阴囊潮湿有两种，一种是脾虚湿盛，另一种是湿热下注。完带汤治疗的是脾虚湿盛，就是阴囊湿乎乎的，但没有湿疹，没有瘙痒。有湿疹、特别痒的属于肝胆湿热，要用龙胆泻肝丸。一位长期为阴囊潮湿困扰、吃了很多药都无法解决、每天都要换两条内裤的大叔用完带汤7天，终于得以解脱。

这个方子
适合五脏六腑都虚的人

终于来到了抗衰老这个话题。

抗衰老，到底抗的是什么？是用各种化妆品把脸上粉饰得完美无瑕吗？当然不是。这不过是微不足道的面子工程，真正的大工程是抗五脏六腑的衰老。

到底如何抵抗五脏六腑的衰老？大道至简，大医至简，一阴一阳谓之道，阴阳平衡百病消。这两句话很重要，是抗衰老的核心思想。每个脏腑都有自己的阴阳，每个脏腑都有自己的个性，每个脏腑都有自己最怕的东西，也都有自身产生的垃圾。所以，只要把脏腑的阴补足、阳补足，再把垃圾清理出去，那么脏腑的阴阳就平衡了。阴是什么？阴就是物质基础，是每一个脏腑的精华。阳是什么？阳是看不见的功能，只有阳存在，阴才会被利用起来，才会转化为能量，才会维持人体的正常生命活动。

下面是小叔推荐的抗衰老方子：

人参 3 克，酸枣仁 10 克，丹参 6 克，麦冬 6 克，五味子 6 克，陈皮 6 克，黄芪 9 克，山茱萸 9 克，香附 6 克，白术 9 克，山药 15 克，茯苓 9 克，肉桂 3 克，熟地 12 克，甘草 6 克。

1. 看心脏

心脏有心阳与心阴之分。心阴就好比汽油，心阳就好比发动机，汽油与发动机合作才能让汽车开起来，心阳与心阴合作才会让心脏正常跳动。

心脏，五行属火，且永远在跳动，所以，一般情况下心脏是不缺阳气的，心脏是五脏六腑之中阳气最足的。心最缺的是心阴，也就是心血，所以平常要注意补心血。如果心血不足就会心烦失眠、多梦、心悸心慌、健忘、面色无华等。如何补心血呢？这里小叔用了酸枣仁，当然也可以用桂圆肉、柏子仁等。

心血补足后，还是要补一下心阳，虽说心脏一般情况下不缺心阳，但是极端情况下还是会发生的。心阳不足最大的表现就是会发生心绞痛，补心阳可以用少量的人参，人参既补心阳又补心气。

心阳、心阴都调理了，接下来清理一下心脏的垃圾。通往心脏的血脉要是堵了，心跳动的速度就会慢下来，全身的气血运行也会慢下来。如果完全堵死了，就会发生心绞痛甚至心肌梗死。所以，要把心脏的血管打通，把瘀血、死血清理掉。活血化瘀用什么？用丹参，当然也可以用三七。

2. 看肺

肺里有两股力量，一股是肺阴，一股是肺阳。肺的最佳状态就是温润的状态，不干也不湿。如果阴不足，就是肺燥，肺开窍于鼻，鼻子就会发干；肺主皮毛，皮肤也会干；肺与大肠相表里，大便也会干；还会干咳，甚至咯血。用什么来养肺阴呢？这里用了麦冬与五味子。如果阳不足，就会产生痰湿，因为肺的宣化能力不足了，痰湿化不掉。肺主气，司呼吸，肺阳不足，容易短气，说话声音很小，不想动，喜欢躺着，容易感冒。用什么补肺阳呢？这里用了黄芪。

肺阴、肺阳都调理好了，接下来要清理肺里的垃圾了。在五脏六腑中，肺算是最娇气的一个器官了，就像温室里的花朵，很脆弱。肺最怕什么呢？什么都怕，怕寒，一着凉就会咳嗽，流清鼻涕；怕热，吃了辣椒鼻涕直流，有时还会得肺炎；还怕干燥，一到秋天鼻子就干，咳嗽起来绵绵不绝；还怕湿，本来肺是需要润的，但润多了，湿气也多了，就会形成痰湿，痰湿也会引起咳嗽。肺还怕什么呢？就是痰了。肺里的垃圾数痰最多，所以这里用了陈皮来化痰。

3. 看脾

调理脾的话，一方面要补脾，另一方面要健脾。补脾就是补脾阴，脾最需要什么就给它什么；健脾就是补脾阳。如何理解呢？补脾好比扶贫，直接给钱，但是这解决不了根本问题，总不可能永远给钱。要想真正脱贫，还是得依靠自己，这就是健脾，让脾自己发挥主观能动性。补脾用什么？最好的就是怀山药。健脾呢？最好的就是白术。

接着清理一下脾的垃圾。脾有什么垃圾呢？脾最怕什么？最怕湿。湿气会把脾胃困住，大大降低脾的运化能力，脾想发挥自己的主观能动性也发挥不了。脾不好的人通常都比较慵懒。诸湿肿满皆属于脾，祛湿的根本在于健脾。所以，这里用白术健脾，用茯苓把脾湿去掉。这一对黄金组合可以让脾清清爽爽地工作。

4. 谈肝

肝最缺什么呢？肝藏血，肝最缺的是肝血。肝体阴而用阳，没有肝阴做基础，肝功能就失常。补肝血最好的方式就是休息，不熬夜，不要一天到晚盯着手机。卧则血归于肝，多闭目养神，眼睛一闭上就是养肝血。养肝血的药材很多，例如当归、白芍，小叔这里用了山萸肉。山萸肉很酸，酸入肝；山萸肉有点温，所以它既可以补肝血，又可以补肝阳。肝也有肝阳，如果没有肝阳，那么肝气就生发不起来，肝血也无法被利用。补肝阳用什么呢？黄芪就是一味不错的药。

肝最怕什么呢？肝最怕郁闷，所以肝里最多的垃圾是郁结的气，就是肝郁、肝气不舒，这些郁结的气会让肝丧失自己的天性，失去工作的动力与兴趣。这里用香附来疏肝理气，让肝条达起来，让肝舒服起来。

肝主疏泄，疏，就是疏通，泄，就是宣泄。人们心情不好的时候都会寻找合适的方式宣泄，比如唱歌、旅游、找朋友倾诉、哭一场等，这里宣泄的是什么呢？就是不舒的肝气。

5. 调理肾

肾藏精，五脏六腑之精华有多余的话，都会送到肾里藏起来，等五脏六腑缺的时候，肾又把这些精华还给五脏六腑。所以，肾最缺精，用什么来补肾精呢？用熟地。肾精又会化作两股力量，一股是肾阳，一股是肾阴。肾阴用什么补？熟地就可。肾阳呢？肉桂就可。肾阴就好比煤油，肾阳就好比煤油灯燃烧起来的火，所以通常补肾阴的药多一些，补肾阳的少一些。

肾是水脏，最怕寒，所以肾里最多的垃圾就是寒邪，可以用肉桂来温暖肾水。

以上就是调理五脏六腑的方法，基本思路就是三步：补阴，补阳，然后清理垃圾。补阴就是养其精华，脏腑需要什么就给什么；补阳，就是顺着脏腑的性子，让它发挥自己的主观能动性，自己干活才是真的干活。

文小叔推荐这个抗衰老方子主要是为了学习，不是让大家服用，如果实在想服用，还需向专业医师咨询。这个方子比较适合五脏六腑都虚，觉得自己浑身都是病，但去医院又查不出什么病的人。

第六章

这些育儿知识，
请妈妈们重视

不要担心不吃肉没有营养，这是杞人忧天的想法，五谷才是养人的根本食物。好好吃饭的宝宝比天天吃肉不吃五谷的宝宝身体好太多了。

06

这 36 个育儿大坑，专坑你的宝宝！

（1）孩子不吃饭，家长追着孩子跑，想着法儿逼孩子吃，这不是爱，是毒。小孩子的脾胃是五脏六腑中最弱的，就像刚刚破土而出的幼苗，饮食自倍，肠胃乃伤，很多孩子的积食是父母过度喂养造成的。

（2）孩子饿得哇哇大哭，爸妈就是不给吃的，理由是要科学喂养，还没到饭点。什么是饭点？饿了就是饭点。这种所谓的科学喂养一点也不科学。

（3）孩子不吃饭，就给孩子吃各种补品，殊不知孩子的脾胃早已装不下，饭都吃不下了，怎么还消化得了补品？对孩子来说，最重要的是通，而不是瞎补。只要好好吃饭，孩子从来不缺营养。

（4）蛋白质粉更不要吃，现在的孩子吃得太好了，植物蛋白、动物蛋白应有尽有，根本不缺。太多的孩子口臭、大便干硬、屁多且奇臭无比，就是因为身体里的蛋白质太多了，身体承受不了。

（5）维生素制剂吃多了同样会中毒，导致胸闷、心慌、气短。如果连蔬菜水果、五谷杂粮都补充不了维生素，更别说通过化学合成的维生素制剂了。我们一定要顺应自然，吃全面的食物，而不是靠提纯出来的化学营养素。

（6）没有特殊情况的话，请一定用母乳喂养宝宝。用母乳喂养的宝宝正气足，不容易生病。母乳喂养是顺应自然的喂养方法，宝宝呱呱坠地，突然来到一个完全陌生的世界，会有很强的不适应感，如何缓冲这个不适应感？就是母乳喂养。母乳喂养会让孩子感受到爱与温暖，这种爱与温暖会影响孩子的一生。

（7）如果实在没有办法用母乳喂养，可以暂时用奶粉喂养，但一定要学会断奶，3岁之后就可以断奶了。在没有牛奶的年代，孩子照样活蹦乱跳，照样长个儿。小叔提醒一下，不要把牛奶当水喝，不然孩子将来也许会有其他问题。

（8）记住，让宝宝长个儿长肉的只有五谷，五谷为养是千百年来实践的真理。不吃五谷，只吃水果、肉、牛奶的话，会影响孩子的发育。

（9）宝宝第一口辅食一定要吃五谷，也就是面糊或者米糊，要让宝宝一开始就接触这些甘淡的食物，如果第一口辅食是肉汤，那他就记住了肉汤的味道，以后八成会挑食。

（10）小孩子没有垃圾食品这个概念，好吃就会吃很多。很多垃圾食品除了好吃，一无是处。今天一包辣条，明天一盒薯片，后天是各种奶油蛋糕，迟早要把孩子的脾胃吃坏。爱吃零食的孩子身体一定不好。

（11）不要带孩子去麦当劳、肯德基这样的快餐店，炸鸡的味道实在太香、太诱人，多少孩子的健康毁在了吃炸鸡上。孩子是阴虚火旺的体质，这些炸鸡特别容易伤阴，容易助虚火，而且炸鸡多含有激素，会让孩子早熟。

（12）不要给孩子喝冷饮，形寒饮冷则伤肺，进而伤害宝宝的脾胃，伤害宝宝的阳气，会让宝宝免疫力下降，易感冒。不少孩子的过敏性鼻炎就是无节制地喝冷饮导致的。

（13）可乐、雪碧这些饮料要少喝，碳酸饮料喝进去的时候会释放大量气体，导致胃胀打嗝。

（14）吃饭的时候不要批评孩子，压气饭吃不得，伤脾胃伤肝。吃饭的时候不生气，生气的时候不吃饭。天大地大不如好好吃饭大，教育孩子请选择合适的时机。

（15）不要老吓唬孩子。孩子的身体是一个心火旺的格局，心火旺就容易心神不宁、心神涣散。所以，千万别带孩子去坐惊险刺激的过山车，玩蹦极，理由还那么充分：训练孩子的胆子。这是非常愚蠢的做法，孩子的胆子不是刻意练出来的，是慢慢成长起来的。

（16）不要当着孩子的面说粗话，孩子的模仿力远远超乎大人的想象力。

（17）不要以为孩子小就不懂事，孩子的心灵感应能力超强，所以父母吵架一定要避开孩子，要给孩子一个宽松的家庭环境。家是爱的港湾，不是垃圾收容所，不是负面情绪集中营。多少孩子的心理疾病源于压抑窒息的家庭氛围。

（18）不要老是捂着孩子，别天真地以为你怕冷，孩子一定比你更怕冷，孩子是纯阳之体，生长发育特别快，通常不怕冷，除非育儿不当，伤害了孩子的纯阳之体，捂得太紧更容易感冒。

（19）在这里，小叔要为开裆裤正名。开裆裤没有想象的那么不堪，开裆裤非常符合孩子的身体，阴常不足阳常有余，开裆裤可以养阴，从而促进阳长。好多孩子的湿疹就是被纸尿裤捂出来的。

（20）不要给孩子经常吹空调，小孩子是一个内热的格局，毛孔容易张开，一吹空调，毛孔马上闭合，内热散不掉，容易感冒发烧。尤其是睡觉的时候不要吹空调，搞不好一觉起来就感冒了。

（21）别孩子一便秘就给孩子吃益生菌，益生菌代替肠道干活，肠道迟早有一天会罢工的。孩子的便秘有很多种，有气滞便秘、气虚便秘、湿热便秘、阳虚便秘、阴虚便秘。孩子的便秘要多从阴虚与湿热着手，要消食化积。

（22）同样的道理，别一腹泻就给孩子吃益生菌，腹泻同样也有很多种，寒湿、湿热、脾虚、积食都会导致腹泻，对症下药，才会药到病除。

（23）腹泻别着急止泻。身体是非常有智慧的，有了不该有的东西，排出去比留在身体里好。很多人腹泻后赶紧用黄连素来止泻，这样不好，因为黄连素只针对湿热腹泻，如果是受寒导致的腹泻，那就是雪上加霜。

（24）不要给孩子报太多的兴趣班，不要把自己的兴趣爱好强加给孩子，孩子的最大任务就是快快乐乐地成长，在成长当中发现孩子的兴趣。谁都不愿意做自己不喜欢的事，孩子也一样。被逼着长大的孩子会肝气不舒。

（25）不要以成绩来判定孩子是否有出息，成绩决定不了孩子的未来，家长要多鼓励孩子，少指责孩子。

（26）不要为了成绩给孩子吃什么聪明药，孩子多动、注意力不集中、学习成绩差太正常不过了，人为压制孩子的天性太不理智。家长只要引导孩子不要吃太多助长虚火的食物就可以了。

（27）别一咳嗽就去雾化，雾化治标不治本。雾化用的是激素，激素的副作用不比抗生素小。导致咳嗽的原因有很多，寒会引发咳嗽，热会引发咳嗽，痰多会引发咳嗽，阴虚会引发咳嗽，肝气不舒也会引发咳嗽……一定要弄清原因才好调理。

（28）抗生素是非常寒凉的东西，别经常给孩子吃抗生素，抗生素会摧毁免疫系统，扼杀阳气，让脾胃不堪重负。

（29）孩子感冒了，别马上去输液。中医里没有病毒、细菌一说，一切按寒热来治疗，对症下药，治疗感冒立竿见影。

（30）蒲地蓝更不要随便吃，它也是大寒之物。

（31）不要为了预防流感，天天给孩子喝板蓝根口服液，板蓝根不预防流感，它也是大寒之物，会伤孩子的脾胃。

（32）孩子感冒刚好，切不可马上补充营养，搞不好一个大鸡腿会让孩子再次感冒发烧，中医把这叫作食复。感冒刚好最应该休养生息，不给脾胃添乱，这样就不会积食，而积食是引发感冒发烧的重要原因。孩子反反复复发烧一定要调理积食。

（33）孩子感冒咳嗽别心急火燎地吃川贝母炖梨，川贝母只适合阴虚燥咳，比较寒凉，如果是受寒咳嗽，吃了这个反而会加重病情，让孩子的咳嗽拖拖拉拉一个月都不好。

（34）并不是所有的发烧都是病，宝妈一定要知道。中医认为，1岁以内的孩子会有变蒸（生长热）的情况，每32天身体都会发生变化。变蒸时的孩子可能会发低烧，只要孩子精神好，胃口好，就不要担心。

（35）不要用生长激素来促进孩子长高，这是揠苗助长，也不要用三七粉来促进孩子长高，一切顺其自然。每个人的体质不同，有的人发育晚一点也没事。

（36）最后一点，别让孩子过早接触电子产品，电子产品会损耗孩子的肾精，尤其是手机游戏，会让孩子沉迷其中，无法自拔，最后丧失心智。家长可以多带孩子接触大自然，多让孩子接触传统文化，比如让孩子接触中医，学中医可以从娃娃抓起。

儿科名医写给宝妈的育儿宝典

小儿因为不会说话，所以诊断起来比较麻烦，很多大夫不愿意在儿科领域钻研，而宋代著名的儿科医家钱乙知难而上，研究儿科疾病。文小叔把钱乙的育儿经分享出来，希望祖国的花朵苗壮成长，也希望宝妈们仔细看、用心看，以后遇到孩子生病再也不用着急了。

新生儿：妈妈，你一定要好好坐月子

新生儿呱呱坠地，洪亮的哭叫声让妈妈喜极而泣。而只有妈妈的身体好了，宝宝才会身体好。

文小叔提醒，坐月子时一定不要做这两件事：吃生冷寒凉的食物、吹空调。很多宝妈的月子病都是因为做这两件事而导致的，尤其是吹空调，让虚贼邪风进入了身体，导致全身骨节酸痛，苦不堪言。宝妈要注意保暖，关键部位，如脖子、肩膀、腰、膝盖一定不要裸露。

产后怎么补？温补为主。产前宜凉，产后宜温。注意，温补不是大补、猛补、峻补，天天吃人参燕窝、鸡鸭鱼肉可要不得，温补是温和地补充气血。产后失血过多，身体气血处于虚弱的时候，脾胃也是相对虚弱的时候，脾胃的恢复需要一个过程，所以这个时候进补一定要循序渐进。

文小叔建议喝小米粥的粥油。小米是五谷之王，粥油又是小米粥的精华，大补气血，补而不燥，可以放点红枣、山药。也可以喝鸡汤，用黄芪、当归炖乌鸡汤，但一定不要油腻，喝鸡汤的时候把上面那层油去掉。

总之，坐月子进补要以脾胃能够运化为前提。

现在来说宝宝，宝宝降临后要洗澡，古人给宝宝洗澡很讲究的，会用柳枝、桃枝、桑枝煮出来的水来洗。这样洗澡有什么好处呢？这些枝条都是春天的象征，寓意着新生命的开始，枝条都有生发之性，能够把宝宝身体里的胎毒带出来，这样宝宝以后就不会得湿疹。如果宝宝以后得了湿疹，又不喜欢吃药，可以用忍冬藤（也就是金银花的藤）煮水给宝宝洗澡。

宝宝出生后还有一个问题，就是胎黄，这是从娘胎里带来的，不用惊慌，一般一周左右就会消失。如果不消失甚至严重了怎么办？那就要当疾病处理了。中医有一个方子专门用来治疗黄疸，叫茵陈蒿汤。

茵陈 9 克，炒栀子 3 克，黄柏 3 克，白茅根 9 克，郁金 4 克。

建议宝妈们把这个方子记下来。这个方子主要是治疗湿热导致的阳黄，出生婴儿的黄疸大多是湿热内蕴导致的。

1 岁以内：妈妈，请用您的奶水喂养我

1 岁以内的宝宝有着天然的免疫力，这是与生俱来的，所以在这个

阶段，疾病不是最主要的，最主要的有三件事。

第一件事，奶粉喂养还是母乳喂养？不要纠结，如果不是逼不得已，文小叔强烈建议用母乳喂养。为什么？因为宝宝是父精母血的结晶。宝宝长期待在母亲的子宫里，宝宝早已习惯了母亲的一切，最能接受、脾胃最能运化的就是母乳。母乳喂养是宝宝脱离母体来到这个陌生的世界的一种过渡，这种过渡是必需的。

第二件事情，1岁以内的宝宝会出现一种特有的生理变化，中医叫变蒸。

所谓变蒸，就是宝宝生下来后每32天身体就会发生一次变化，这种变化很明显，每一次变化都是一次成长，都会给妈妈带来惊喜。几乎每个1岁前宝宝都会经历十次变蒸。宝妈们一定要记住宝宝变蒸的日子。

宝宝变蒸时有可能会发低烧，这时候宝妈们千万别慌张，更不要马上去医院输液。宝宝没病，这是变蒸出现的正常的生理反应。如何辨别是病了还是变蒸导致的发烧呢？如果宝宝的精神状态很好，耳朵是凉的，尾巴骨也是凉的，能吃能喝，那就没事。变蒸后，你会发现宝宝会打滚了、会坐了、长牙了。

第三件事情，宝宝六七个月后就要增加辅食了，第一口辅食应该添加什么呢？

文小叔建议是五谷。米糊、面糊都可以，最好是小米粥粥油，这是最养人的，也是宝宝最能消化的。第一口辅食千万不要是各种肉食、鸡蛋、牛奶之类的。人生的第一次很关键，宝宝的第一口辅食同样很关键，这决定了他以后是否会挑食。如果第一口给的是肉，他就记住了肉的味道，以后没准都不吃五谷蔬菜。宝宝一旦挑食就不好喂养了，会导致脾虚，不长个儿、不长肉。

不要担心不吃肉没有营养，这是杞人忧天的想法，五谷才是养人根本。

1～3岁：妈妈，请保护好我的脾胃

这个阶段非常关键，就好比建房子打地基，地基打得好房子才建得牢固，这个阶段宝宝身体好，长大以后身体就会好。

但这个阶段也是宝宝最容易生病的时候。宝宝的病不外乎两大类：一是外感六淫，说通俗一点就是感冒；二是内伤饮食。内伤饮食是重点，内伤饮食很容易引发外感。内伤饮食最主要的就是积食，因为小孩子的脾胃特别弱，一不小心就会积食，所以这个阶段学会调理宝宝的积食是宝妈艰巨而光荣的任务。

喂养一定要得当。现在的宝宝很容易被过度喂养，建议少吃多餐，一天吃五顿饭，每次六七分饱。宝宝不吃饭的时候，一定不能强灌硬塞。吃不下是有原因的，简单粗暴式喂养的后果非常严重。可以想象一下，当你不想吃饭的时候别人逼着你吃，你好受吗？既然你不好受，为什么要让宝宝承受呢？这种被逼迫吃下去的饭叫压气饭，吃了也不消化，还伤脾胃。

这个阶段的宝妈一定要学会查看宝宝的大便和舌苔，如果大便干硬、黏腻、臭气熏天，舌苔黄腻，还有口臭，肚子鼓鼓的，说明有积食了。这个时候怎么办？可以用保和丸或者王氏保赤丸。如果好几天不大便，就用肥儿丸。

如果宝宝有积食不马上处理，就会出现晚上睡觉不安的情况，比如哭闹、翻来覆去、蹬被子、盗汗等。这个时候可以用竹叶、灯芯草各6克煮水给宝宝喝，让宝宝的心火降下来。导赤散也可以。不过这都是治标，治本还得把宝宝的积食调理好。

积食还会导致腹泻，没有消化的食物当然要拉出来，所以宝妈不要见了宝宝腹泻就马上用抗生素止泻，这是与身体自救对抗。腹泻又有两种，一种是急性的，大便如水一样，一天好几次，可以用藿香正气液，不想吃药的也可以用藿香正气丸贴肚脐。这时候就要喝小米粥粥油，既可以调理便秘，又可以调理腹泻。另一种是脾虚导致的慢性腹泻，就是大便不成形，便溏，可以用参苓白术散。

如果继续耽误，不处理积食，长此以往，宝宝就会得一种叫作小儿疳积的病，这是积食达到一定程度才会出现的病。小儿疳积很明显的一个特征就是宝宝头大、四肢瘦小，还有就是胃口很差，吃什么都没有兴趣，这是积食大伤脾胃的结果。这个时候不仅要消食导滞，还要健脾开胃，用小儿健脾丸最好。

宝宝积食如果得不到有效处理，很容易引发感冒。为什么呢？因为身体有积聚就会化热，这是身体沤出来的热。这时候宝宝的身体里是一种湿热的格局，这种湿热会导致毛孔张开，毛孔一开，虚贼邪风就会趁机而入。出现既有外感又有积食的双重困境，怎么办？可以用保和丸加小柴胡颗粒。宝宝感冒很容易发热，小柴胡颗粒可以解决小儿肝常有余、脾常不足的问题。

如果宝宝发烧了怎么办？可以用陈皮、竹茹、蚕沙各 10 克煮水。这三味药对退烧有效，烧退后，就要补充正气，养好脾胃，用怀山药水善后，再喝小米粥。

记住，感冒刚好一定不能吃补品，不能吃肥甘厚味，要等三天，不然会再次引发感冒。

宝宝在感冒的时候通常会引发扁桃体炎，这是感冒的一个症状，不用担心，感冒好了自然就会消失。孩子一感冒，家长不要着急给孩子输液、吃抗生素，不然会导致宝宝扁桃体长期发炎。

这个阶段的宝宝还会经常出现流口水、流鼻涕的症状，不用担心，这是宝宝脾胃虚弱的缘故，用怀山药煮水就可以了。把脾养好，脾好了肺就好，培土生金。

3～7岁：宝宝有小情绪了，请好好安抚

1～3岁的宝宝身体已经打好了基础，3～7岁的宝宝，家长就要注重宝宝的心理变化了，按照中医的说法就是，要调情志了。

此时宝宝已经知道欢喜、愤怒、忧愁、思念、悲伤、恐惧、惊吓，如果不好好调理宝宝的情志，宝宝会有小情绪，会发脾气，如果不加以引导，放之任之，小情绪就会演变成肝气不舒。

家长可以看看宝宝的舌头是不是尖尖的，如果伸出来是尖尖的，说明已经肝气不舒了。如果宝宝生下来就舌头尖尖的，说明妈妈在怀孕的时候就肝气不舒。肝气不舒的宝宝有两个极端的表现：一个就是脾气很暴躁、闹腾，一言不合就哭闹、大吼大叫，经常与大人顶嘴，你不让他做什么他偏要做什么，有时候还会虐待小动物，咬陌生人；另一个就是特别乖，特别安静，特别内向，你说东他绝不敢往西，整天闷闷不乐、郁郁寡欢。如果出现这两种情况，可以让孩子吃一段时间的小柴胡颗粒。

调理孩子的情志时，宝妈们一定要注意不要打骂孩子，不要压抑孩子的天性，不要管得太严，要给孩子充分的自由成长空间，尤其不要在吃饭的时候数落孩子，这个通病很多家长都有，一定要改。另外，家长要以身作则，如果家长脾气不好，孩子脾气也会不好，一个充满暴力争吵的家庭会直接导致孩子的肝气不舒；一个充满阳光、喜悦、

爱的家庭，孩子怎么可能会肝气不舒呢?

这个阶段的首要任务绝对不是学习，而是长身体，只有身体基础好了，以后干什么事才能顺利。学习只是第二步，很多家长却弄反了，拼命让孩子学这学那，望子成龙、望女成凤，真可谓用心良苦。但是，文小叔要说的是，孩子还是一棵小树苗，背不起这么多的包袱，孩子真正的兴趣不是家长报兴趣班报出来的，而是孩子在成长过程中慢慢养成的，被父母的慧眼发掘出来的。现在逼迫孩子学习，等他长大有了自由，会疯狂玩乐，把小时候欠下来的欢乐变本加厉地找回来。

这个阶段家长还有一个任务，就是不要给孩子吃垃圾食品，不要把各种冷饮像可乐或乳酸饮料当水喝，最好不要喝。有宝妈会说，别家的孩子都吃都喝，我不让吃不让喝是不是太狠心了? 你现在不狠心，以后就会让你心碎。等孩子长大有了认知，让他自己去决定要不要尝试这些垃圾食品，那时候他就有自控力了。

到了 8 岁，宝妈们可以舒一口气了，孩子最重要的一个成长阶段已经顺利完成，这个时候，请好好感谢一下自己，培养出了优秀的孩子。

宝宝从感冒到耳聋只用了 25 天

第一天，小鹏感冒了

小寒刚过，东莞的天气一天比一天冷，这天是周末，小鹏妈趁中午气温相对较高的时候洗了一个澡，自己洗澡的同时顺带把 4 岁半的儿子小鹏也洗了。

小鹏妈的习惯是每天必须洗澡，即使冬天也雷打不动。这种习惯看似是讲卫生，但从养生角度上说是很不好的，因为春生、夏长、秋收、冬藏，冬天养生的重点在一个"藏"字，天天洗澡会让皮肤开泄、毛孔张开，气血往外走，不利于藏。很多气血亏虚的人洗完澡，皮肤特别干甚至痒得不行就是这个道理。

洗完澡，小鹏妈接了一个电话，没想到这个电话还挺长，大概有七八分钟。小鹏妈一时没来得及给小鹏穿衣服，这小家伙倒挺自在，光着身子在客厅里跑来跑去。当时小鹏妈也没觉得有什么，才几分钟而已，不料晚上睡觉的时候，小鹏突然打了好几个喷嚏，流起清鼻涕来了。小鹏妈警惕性不高，或者说没有养生意识，只是嘀咕了一句："怎么突然打喷嚏了？是不是爷爷奶奶想我们家小鹏了？"

如果小鹏妈懂养生的话就应该明白这是感冒的征兆，此时赶紧熬一碗生姜葱白连须汤给孩子喝下，第二天就相安无事了。可惜，一步错，步步错，悲剧开始了。

第二天，小鹏发烧了

第二天早上，小鹏精神状态一落千丈，不说话，早饭吃得很少，鼻涕特多，一会儿黄鼻涕一会儿清鼻涕。小鹏妈摸了摸小鹏的额头，有些发烫，一惊，赶紧叫小鹏爸拿来温度计一量，38.7摄氏度。

长身体是在晚上，生病也在晚上，经过一个晚上，小鹏的感冒加重了，此时的症状是怕冷，流鼻涕，嗓子有些疼，属于风寒感冒开始化热阶段。此时如果给小鹏服用小柴胡颗粒或者防风通圣丸就好了，一方面解表寒，另一方面清里热，吃一天差不多就好了。小鹏爸说楼下不远就有药店，买点感冒药吃，但小鹏妈坚决要带孩子去输液，小鹏爸只好依着小鹏妈。

输液输的是抗生素，抗生素对病毒是无效的，但小鹏的感冒也不是细菌引起的，输液自然没有多大效果，不但没有效果，还对身体有害，产生耐药菌。从中医角度来说，输液会扼杀身体的阳气。其实发烧是身体的自我保护，通过发烧的形式来驱赶病邪，只要按照普通感冒处理就可以了。

第三天，小鹏高烧了

输了一天的液，症状不但没有减轻，反而加重了，咳嗽非常厉害，痰多，咳得都有些哮喘了。小鹏妈赶紧量体温，吓了一跳，快接近40

摄氏度了，心急火燎地又来到医院。医生说想要快的话就打退烧针，不然就吃退烧药。

小鹏爸认为既然来了，就打退烧针吧。小鹏妈也怕孩子烧坏了，点了点头。

其实，小孩子发高烧中医有很好的方子，天然无副作用，比如用陈皮、竹茹、蚕沙各 10 克煮水喝，效果不亚于退烧针。大人如果用的话，可以用到各 30 克。很多宝妈急于退烧是担心孩子发烧引发肺炎，针对小儿肺炎，中医也有很好的方子，那就是张仲景的方子：麻杏石甘汤。

第四天，小鹏烧退了，但吃不下饭

退烧针确实很管用，打了以后，下午小鹏的烧就退了，又吃了三天感冒药泰诺，感冒症状总算没了。

是感冒真的好了吗？当然不是，是退烧针与感冒药泰诺把病邪封藏在了身体里而已。这是对抗式疗法，只是让人感觉到的症状消失，但丝毫没有治好病，后果是自愈力和抵抗力越来越弱，感冒的次数越来越多。中医叫正气大伤。正气内存，邪不可干，输液、打退烧针、吃西药都会损害正气、阳气。

正气伤了的最明显特征就是胃口越来越不好，比如小鹏，虽然感冒看似好了，但精神差了很多，还时不时咳嗽几下，饭量都减了一半。这是因为孩子的正气还处于慢慢恢复的过程。

此时该做些什么呢？保护好孩子的脾胃，不要给孩子吃太多的肥甘厚味，给孩子喝容易消化、大补气血的小米粥，把小米粥粥油捞出来给孩子喝，这个最养人长肉。还可以煮怀山药水给孩子喝，强壮孩子的脾胃和正气，这样孩子慢慢就不会流鼻涕、咳嗽了。

第十天，小鹏妈做了小鹏最爱吃的粉蒸肉

感冒好了才几天，小鹏的饭量刚刚开始恢复，小鹏妈觉着要赶紧给孩子补补了，于是做了一桌子好吃的，炖了一锅鸡汤，还有小鹏平时最爱吃的粉蒸肉。

估计像小鹏妈这样爱子心切的宝妈有很多，感冒刚好就迫不及待给孩子补身体，以为只有吃肉才是补充营养。殊不知，这个时候非常关键，小孩子的胃气刚刚恢复，根本没有能力消化所谓的补品。恰好，小鹏爷爷奶奶也来了，奶奶一个劲儿往孙子碗里夹菜。毫无疑问，小鹏吃多了，肚子鼓鼓的，吃得晚上睡觉睡不踏实，一直出汗踢被子。

小鹏爸妈不以为然，以为只要吃进肚子里就是补充营养了。

第十一天，小鹏又蔫了，又没有胃口了

第二天早上，小鹏没有大便，口气很重，早餐没吃多少就吃不下去了。明显是孩子有积食了，肚子没放空怎么吃得下。这个时候，如果懂中医的宝妈就会查看孩子的舌头，一看舌苔是黄腻黄腻的，大便又不通，就知道有积食了，应该给孩子吃点王氏保赤丸或者肥儿丸或保和丸，这些都是消食通便的中成药。

孩子有积食不处理会怎样？会再次感冒。中医把这叫作"食复"，就是说感冒没好几天吃多了再次引发感冒，也叫积食感冒。因为小孩子脾胃非常虚弱，特别容易食复。很多小孩反反复复感冒，家长以为是抵抗力差，其实是积食导致的。

小鹏妈对孩子积食没有采取措施，以为还是感冒后遗症导致的，

过几天就会好。

第十二天，小鹏又开始咳嗽了

这是积食引发的咳嗽。为什么积食会引发咳嗽呢？因为肺与大肠相表里，大肠有热，又便秘，热出不去怎么办？只好让肺来宣发这个热，表现出来就是咳嗽，有痰。小鹏爸妈觉得咳嗽不怎么严重，也没当回事，依然以为是上次感冒没有完全好导致的。

小鹏不吃早餐，小鹏爸扮红脸，使劲哄他，说只要吃了早餐就给他买玩具。小鹏妈扮黑脸，说以后长不高会生病、不是好孩子之类的话。小鹏就是不吃，小鹏妈急了，逼着他吃，不吃就打他。小鹏哇地哭了。

其实小孩子不吃饭一定要先找原因，不要逼着孩子吃，就算吃进去也不会消化，也不会变成气血，反而会变成垃圾，进一步伤害孩子的脾胃。

第十三天，小鹏又开始发低烧了

由于身体里的积食没有处理，大便不通，再加上小孩子是纯阳之体，阴常不足阳常有余，所以热一直散不出去，于是又开始发烧了。这个时候如果家长懂中医的话，给孩子吃点保和丸消积食，再吃点小柴胡颗粒疏风清热就可以了，但是小鹏爸妈都不懂，只得再次去医院。

小鹏妈公司有一个非常重要的会议，请不了假，于是让小鹏爸带去医院。小鹏爸是懒人，怎么方便怎么来，不管中医还是西医，只要把病治好了就行。于是，路过小区楼下不远处的一个中医馆时，小鹏爸想不如去看看中医吧，反正也不是高烧。小鹏爸看到中医馆门口挂了一块牌子：看病，打针，输液。

小鹏爸纳闷，怎么中医也打针、输液？不只小鹏爸纳闷，文小叔也纳闷，不知道从什么时候起，看病就等于打针、输液，似乎不打针、输液就像没有看病一样。连中医馆都这样，更不用说遍布大街小巷的西医小诊所了。小鹏爸说明来意，大夫头也没抬，就让去里屋坐着准备输液。

小鹏爸好奇地问："中药治不好感冒吗？"

大夫说："治得好，但是慢。中药苦，小孩子怕苦吃不下，输液好得快，小孩子也不受苦。"

什么叫中医慢？明明对症一两天就好。

输就输吧，在哪里输都是输，小鹏爸也没多想，输了液后离开了。就这样，小鹏又输了5天的液，感冒才完全好转。

第二十天，小鹏再次高烧

输液输了好多天，又是西药又是退烧针，严重干扰了小鹏的免疫系统，孩子的正气越来越弱，这不，小鹏又感冒了。

这次感冒是小鹏妈把小鹏捂出来的。小鹏妈生怕孩子再次感冒，把孩子捂得像粽子一样，孩子稍微一动就满头大汗。小鹏妈宁愿小鹏出汗，也不愿减少衣服，以为这样就会避免着凉，实则又是一个错误。要想小儿安，三分饥与寒，捂得太紧，孩子热得受不了肯定要出汗，一出汗，风邪就趁机而入，加之身体正气不足，抵抗不了风邪，又感冒了。

小鹏妈想不通，孩子没着凉啊，怎么就感冒了呢？这次比以往还严重，一来就高烧，小鹏妈马不停蹄地带小鹏去了医院。又是注射庆大霉素，小鹏哭着闹着，好不容易才从小鹏的屁股上打进去针。

这退烧针确实神速，下午小鹏烧就退了，小鹏妈心里的石头也落了地。小鹏妈心里祈祷，希望小鹏再也不要感冒了，太折腾了，让人担惊受怕、心力交瘁。

第二十五天，噩梦的开始

这天，小鹏妈在厨房做饭，小鹏在客厅看动画片。小鹏妈叫小鹏洗手吃饭，叫了三次不见应答，于是走出客厅，发现小鹏一眨不眨地盯着电视机，以为是小鹏太专注了。

小鹏妈走到小鹏身边叫他，小鹏依然没有反应。小鹏妈提高了声音，小鹏还是没有反应。小鹏妈急了，跑过去，抓住小鹏的手臂，问："你听到妈妈叫你了吗？"

小鹏还是像没听见一样。小鹏妈心里咯噔一下，瘫坐在地上，预感大事不妙，赶紧打电话给小鹏爸。小鹏妈疯了一般抱着孩子，拦住一辆出租车去了医院。

医院检查结果出来，小鹏耳聋了，是庆大霉素副作用导致的。

小鹏抓着妈妈的手，一脸天真无邪地问："妈妈，我怎么听不见你说话了呢？"小鹏妈号啕大哭，撕心裂肺。

小鹏爸把持不住，吼道："为什么庆大霉素有这么大副作用还要给我孩子注射？"

医生答："所有的药物都有副作用，不是我们没有提醒你，是你们自己愿意注射的。你孩子体质差才会这样，别的孩子也注射了庆大霉素，但并没有出现耳聋。"

……

　　后来，小鹏妈带着小鹏跑遍了大半个中国，遍寻名医，花光了所有的积蓄也没有挽回小鹏的听力。

　　一个小小的感冒，原本用中医的方法很快就可以治好，为何会酿成这样一个悲剧？希望宝妈们都来思考一下这背后的原因，愿悲剧不再重演。

图书在版编目（CIP）数据

气血才是女人的命 / 文小叔著 . -- 南昌：江西科
学技术出版社，2023.3（2023.5 重印）
    ISBN 978-7-5390-8401-5

    Ⅰ.①气… Ⅱ.①文… Ⅲ.①女性－保健－基本知识
Ⅳ.①R173

    中国版本图书馆 CIP 数据核字 (2022) 第 235973 号

国际互联网（Internet）地址：http ://www.jxkjcbs.com
选题序号：ZK2022033

气血才是女人的命

QIXUE CAISHI NÜREN DE MING

文小叔　著

出版发行	江西科学技术出版社	
社　　址	南昌市蓼洲街 2 号附 1 号　邮编：330009　电话：0791-86623491	
	传真：0791-86639342　邮购：0791-86622945 86623491	
经　　销	各地新华书店	
印　　刷	北京世纪恒宇印刷有限公司	
开　　本	710mm×1000mm　1/16	
印　　张	16.5	
版　　次	2023 年 3 月第 1 版　2023 年 5 月第 2 次印刷	
字　　数	200 千字	
书　　号	ISBN 978-7-5390-8401-5	
定　　价	68.00 元	